Antonio Jaimez

MASSAGE BALINAIS, Le Guide Complet

Les Mystères Balinais Enfin Révélés Pour Une Guérison Accélérée

Ce livre est destiné à des fins d'information générale uniquement et ne doit pas être considéré comme un conseil juridique, financier, médical ou professionnel de quelque nature que ce soit. Le contenu de ce livre est fourni à des fins éducatives et informatives uniquement et ne garantit pas l'exactitude, l'exhaustivité ou l'applicabilité des informations présentées.

L'auteur et l'éditeur ne sont pas responsables des mesures prises par le lecteur sur la base des informations contenues dans ce livre. Il est conseillé aux lecteurs de consulter des professionnels compétents avant de prendre des décisions ou d'agir sur la base des informations présentées dans ce livre.

L'auteur et l'éditeur de ce livre ont fait des efforts raisonnables pour assurer l'exactitude et la fiabilité des informations fournies dans ce livre. Toutefois, aucune garantie n'est donnée quant à l'exactitude ou à l'exhaustivité des informations contenues dans ce livre. L'auteur et l'éditeur déclinent toute responsabilité en cas d'erreurs ou d'omissions dans le contenu, ainsi que pour toute perte, tout dommage ou toute blessure pouvant résulter de l'utilisation des informations contenues dans ce livre.

Toutes les marques commerciales, marques de service, noms commerciaux, noms de produits et logos apparaissant dans ce livre sont la propriété de leurs détenteurs respectifs. L'utilisation de ces marques, marques de service, noms commerciaux, noms de produits et logos n'implique aucune affiliation, parrainage, approbation ou lien avec l'auteur et l'éditeur de ce livre. Les détenteurs des marques déposées n'assument aucune responsabilité quant au contenu de cet ouvrage.

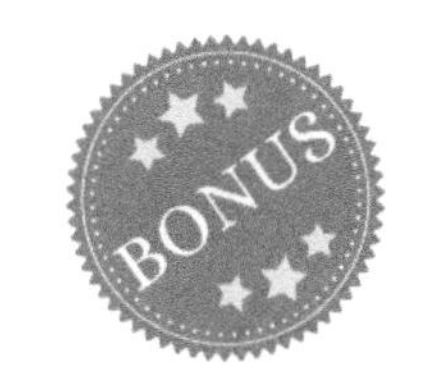

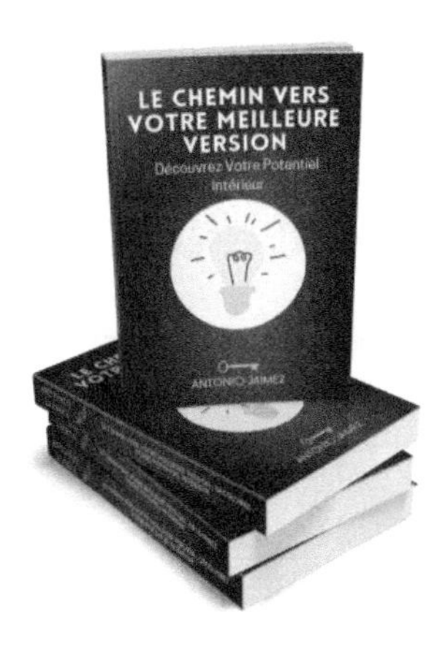

Cher lecteur, vous pouvez gagner un bon d'achat Amazon et un livre complémentaire à la lecture principale en laissant votre avis sur ce livre via le code QR ci-dessous, ou en utilisant ce lien :

https://bit.ly/antoniojaimezfr-2

Préface

Chère lectrice, cher lecteur,

Je m'appelle Antonio Jaimez et je suis très heureux que vous ayez décidé d'entreprendre ce voyage littéraire que vous avez entre les mains aujourd'hui. Je tiens à vous féliciter. Oui, vous avez bien entendu, vous féliciter ! Car ce n'est pas n'importe quelle décision, c'est une décision sage, une décision qui témoigne de votre courage de vous lancer dans un voyage de découverte et de croissance personnelle.

Permettez-moi tout d'abord de me présenter. Je suis une amoureuse passionnée et une étudiante dévouée d'une pratique ancienne qui a transformé ma vie et celle de ceux à qui j'ai eu l'honneur d'enseigner. Et qui suis-je pour enseigner ? Vous vous demandez peut-être. Je suis simplement quelqu'un qui a parcouru le chemin devant vous, navigué dans ses eaux calmes et orageuses, escaladé ses montagnes et fait l'expérience de son pouvoir de transformation. Je suis une professionnelle dévouée, passionnée par le partage des connaissances et des techniques que j'ai acquises au fil des ans.

Le voyage qui vous attend dans ces pages est plus qu'une simple visite. Nous commencerons par un voyage dans l'histoire, en explorant les origines et l'évolution d'une pratique aussi ancienne et respectée. Nous aborderons ensuite les fondements théoriques qui vous permettront de comprendre en profondeur non seulement son fonctionnement, mais aussi sa signification profonde et son objectif transcendantal.

Nous passerons ensuite à un guide pratique étape par étape qui, quel que soit votre niveau d'expérience, vous permettra de vous immerger dans l'essence de la discipline et d'en ressentir les bienfaits dans votre vie. Enfin, nous aborderons les diverses applications et les avantages d'une pratique régulière, de la réduction du stress et de l'anxiété à l'amélioration de la santé physique et émotionnelle.

Il ne s'agit pas d'un simple livre, mais d'une feuille de route qui vous emmènera dans les profondeurs de votre être. Il se peut que vous rencontriez des difficultés en cours de route, que vous vous sentiez déconcerté ou même effrayé à certains moments. Mais je veux que vous sachiez que je suis avec vous à chaque étape de ce voyage, et je vous encourage à continuer, à aller jusqu'au bout. Car au bout du chemin, un grand cadeau vous attend : le cadeau de la connaissance de soi, de l'acceptation de soi, de la tranquillité et de la paix intérieure.

Mon souhait le plus cher est qu'à la fin de ce livre, vous vous sentiez inspiré, responsabilisé et rempli d'un sentiment de bien-être et de sérénité que vous n'avez jamais connu auparavant. Mais surtout, j'espère qu'en refermant la dernière page, vous vous rendrez compte que la décision de vous embarquer dans ce voyage a été l'une des plus sages et des plus intelligentes que vous ayez pu prendre.

Bienvenue dans ce voyage de transformation. Je suis heureuse et honorée d'être votre guide.

Avec tout le respect et les remerciements qui s'imposent,

Antonio Jaimez.

Chapitre 1 : Bali, l'île des dieux : à la découverte de la magie du lieu

Avant de nous plonger dans le monde merveilleux du massage balinais, nous devons nous arrêter sur son lieu de naissance, le berceau de cette pratique ancestrale, je veux parler bien sûr de Bali, l'île des Dieux. Il s'agit bien sûr de Bali, l'île des dieux. Avez-vous déjà eu la chance de visiter Bali ? Si c'est le cas, vous comprendrez sans doute ce que je veux dire. Si ce n'est pas le cas, laissez-moi vous prendre par la main pour un voyage imaginaire dans ce lieu magique et enchanteur.

Qu'est-ce qui rend Bali si spécial ? La réponse est aussi variée que les voyageurs qui s'y rendent année après année. Certains diront que c'est la beauté naturelle de l'île, ses plages de sable blanc, ses volcans majestueux, ses rizières en terrasse qui ressemblent à des escaliers montant vers le ciel. D'autres évoquent sa culture riche et vivante, ses danses et sa musique hypnotiques, ses temples sacrés et ses festivals colorés.

Cependant, il y a quelque chose d'autre, quelque chose qui ne peut être vu avec les yeux, mais qui peut être ressenti avec le cœur. C'est cette énergie mystique et sacrée qui imprègne l'île, qui résonne dans l'air et vous enveloppe comme une couverture chaude lorsque vous posez le pied sur son sol. Bali n'est pas seulement un lieu, c'est une expérience, un état d'esprit, une vibration.

Mais pourquoi est-il important de comprendre la magie de Bali avant de se plonger dans le massage balinais ? Parce que cette pratique ne peut être comprise sans en comprendre le contexte. L'essence du massage balinais, sa puissance et son charme, sont étroitement liés à son lieu d'origine.

Tout comme la lumière du soleil baigne l'île et se reflète dans ses rizières verdoyantes, ses temples sacrés et les visages souriants de ses habitants, la pratique du massage balinais est imprégnée de cette même lumière, de cette même énergie vitale. Cette énergie devient le toucher curatif des mains du masseur, elle devient le baume qui apaise l'âme et l'esprit, elle devient la musique silencieuse qui chante au corps.

Bali est, pour ainsi dire, la mère du massage balinais. C'est la source de son inspiration, le berceau de sa sagesse, le foyer de son esprit. Et tout comme on ne peut comprendre un fils sans connaître sa mère, on ne peut comprendre pleinement le massage balinais sans connaître Bali.

Je vous invite donc à me rejoindre dans ce voyage. Laissez-moi vous guider à travers la beauté mystérieuse de Bali, ses paysages de rêve et sa culture fascinante. Laissez-moi vous montrer l'âme de l'île, sa sagesse ancestrale et son esprit vibrant. Car c'est dans l'essence de Bali que réside l'essence du massage balinais, et c'est dans la compréhension de cette essence que se trouve la clé pour libérer son pouvoir de transformation.

À quoi ressemble donc Bali, cette île mystérieuse et enchanteresse que j'ai décrite ? Laissez-moi vous emmener un peu plus loin, plonger plus profondément dans son essence fascinante.

Les voyageurs qui ont visité Bali parlent souvent de son impact émotionnel, du fait que l'île a une façon de pénétrer dans votre cœur et d'y rester pour toujours. Comme le dit Elizabeth Gilbert dans son best-seller "Come, Pray, Love" (2006), Bali a une façon de vous saisir, de changer votre perspective, de toucher votre âme. Vous souvenez-vous à quel point son séjour à Bali l'a transformée ? Vous souvenez-vous comment elle a elle-même décrit ce lien mystérieux entre l'île et son essence ?

Bali a cet effet transformateur non seulement en raison de sa beauté et de sa richesse culturelle, mais aussi en raison de la philosophie de vie de ses habitants. Les Balinais ont une vision de la vie qui est enrichissante et profonde, une vision qui se reflète dans la manière dont ils interagissent avec la nature, entre eux et avec eux-mêmes.

Un exemple concret est la philosophie du Tri Hita Karana, qui se traduit approximativement par "trois causes de bien-être". Cette philosophie balinaise affirme que le bonheur s'obtient par l'équilibre et l'harmonie avec l'environnement, les autres et le moi spirituel. Comme l'explique l'auteur Fred B. Eiseman Jr. explique dans son livre "Bali : Sekala & Niskala" (1989), le Tri Hita Karana est plus qu'une croyance, c'est un mode de vie qui influence tous les aspects de la vie balinaise, de l'architecture à la danse, en passant par l'agriculture et, bien sûr, le massage balinais.

Avez-vous déjà éprouvé un sentiment d'harmonie absolue avec votre environnement ? Avez-vous déjà ressenti cette paix profonde qui vient de la certitude d'être au bon endroit, au bon moment et de faire ce qu'il faut ? C'est ce que les Balinais recherchent à travers la pratique du Tri Hita Karana, et c'est ce qu'ils essaient de transmettre à travers le massage balinais.

Pensez-y. Lorsque vous vous allongez sur la table de massage et que vous fermez les yeux, vous vous abandonnez à l'expérience, vous vous ouvrez pour recevoir. À ce moment-là, le masseur balinais, utilisant ses mains et de l'huile de coco (ne vous inquiétez pas, nous parlerons plus en détail de l'huile de coco dans un chapitre ultérieur !), commence à toucher votre corps, chaque toucher, chaque pression, chaque geste est conçu pour vous ramener à cet état d'harmonie, pour aligner vos énergies avec celles de l'univers.

N'est-ce pas merveilleux et cela ne vous donne-t-il pas envie d'en savoir plus sur cet art ancien et sur la façon dont il peut transformer votre vie ? Je l'espère, car c'est exactement ce que nous allons tenter d'explorer dans les prochains chapitres.

C'est ainsi que, dans la danse mystérieuse de la tradition et de la nature, Bali se déploie devant nous. Telle une tapisserie d'histoires complexes et de couleurs vibrantes, l'île nous offre non seulement sa beauté, mais aussi sa sagesse et sa profonde spiritualité.

Si vous vous êtes déjà demandé ce qui rend un lieu spécial, ce qui le remplit d'énergie, de vie, ce qui nous attire vers lui comme des papillons de nuit vers la lumière, la réponse, cher lecteur, se trouve dans ses habitants. La réponse, cher lecteur, réside dans ses habitants. À Bali, les relations humaines sont vitales. Les sourires sincères et l'accueil chaleureux que l'on trouve dans tous les coins de l'île témoignent de l'empathie et de la gentillesse de ses habitants. Leur qualité de vie ne se mesure pas en termes de richesse matérielle, mais en fonction de la richesse de leurs relations et de leur lien avec le monde spirituel. Comme le mentionne I Gede Arya Adiwiguna dans son ouvrage "The True Heart of Balinese Religion" (2002), à

Bali, le lien spirituel et la satisfaction personnelle ont plus de valeur que n'importe quelle possession matérielle.

Le concept de "Nyama Selam", qui se traduit littéralement par "paix universelle", est une autre croyance profondément ancrée dans la culture balinaise. Cette philosophie consiste à vivre en paix avec tous les êtres, en respectant et en protégeant toutes les formes de vie. L'auteur Luh Ketut Suryani, dans son livre "The Balinese People : A Reinvestigation of Character" (1993), explique que le "Nyama Selam" est plus qu'une philosophie ; c'est un mode de vie qui reflète la croyance balinaise en l'interdépendance de toutes les choses.

Permettez-moi de vous poser une question : avez-vous déjà éprouvé le sentiment de ne faire qu'un avec tout ce qui vous entoure ? Avez-vous déjà ressenti la synchronicité de la vie, l'interconnexion entre vous et tout le reste ? Telle est l'essence du "Nyama Selam". À Bali, ce concept se manifeste dans le respect de la nature, l'amour de la communauté et la manière dont ils traitent les visiteurs de leur île. Il est également présent dans la pratique du massage balinais.

Imaginez que vous êtes allongé sur une table de massage, avec le bruit de l'océan au loin et l'odeur de l'encens dans l'air. Les mains expertes de la masseuse glissent sur votre peau, libérant les tensions, soulageant le stress et vous reconnectant avec votre moi intérieur. À cet instant, vous réalisez que vous n'êtes pas simplement en train de recevoir un massage, mais que vous participez à un rituel sacré de guérison et de bien-être, que vous vivez l'essence même de Bali.

Impressionnant, n'est-ce pas ? J'espère que cette description vous a donné envie d'en savoir encore plus sur cette île fascinante et son incroyable pratique du massage balinais. Il y a encore plus à découvrir, plus de secrets à percer. Alors, plongeons encore plus loin, allons-y !

Ainsi, comme le lotus qui s'ouvre pétale par pétale, nous avons commencé à découvrir le mystère et la magie que Bali a à offrir. Mais, cher lecteur, ce n'est que le début. Bali est un coffre aux trésors qui ne demande qu'à être dévoilé. En effet, je peux voir un sourire sur votre visage, un mélange de curiosité et d'impatience. Que découvrirons-nous encore ensemble ? Je suis heureux que vous vous posiez la question.

Pour comprendre Bali et son cadeau au monde, le massage balinais, nous devons entreprendre un voyage plus profond, un voyage intérieur. Qu'est-ce que cela signifie, demanderez-vous, n'avons-nous pas déjà exploré ? La réponse est à la fois oui et non. Dans le prochain chapitre, nous entrerons dans un espace d'autoréflexion et de connaissance de soi. Il s'agit d'un voyage vers l'équilibre et le bien-être, deux mots qui résonnent au plus profond de nous.

Tout comme Bali est une île équilibrée entre le ciel et la terre, entre le sacré et le profane, nous devons également rechercher cet équilibre dans notre vie. Comme l'a dit Carl Jung, le célèbre psychologue et auteur du livre "L'homme et ses symboles" (1964), "la vie se déroule dans la tension des opposés". Par conséquent, comme Bali, nous devons apprendre à naviguer entre ces opposés, à trouver l'harmonie entre les différentes parties de nous-mêmes.

Êtes-vous prêt pour ce voyage, mon ami, êtes-vous prêt à explorer la recherche de l'équilibre et du bien-être, à comprendre comment le massage balinais peut être un outil puissant dans ce voyage ? Je suis certain que vous l'êtes. Après tout, si vous êtes arrivé jusqu'ici, c'est parce que vous avez la curiosité et le courage de vous embarquer dans ce voyage.

Êtes-vous prêt à découvrir comment le massage balinais peut être une voie vers l'équilibre et le bien-être ? Je n'en doute pas. Alors, venez, allons-y. Comme on dit à Bali, "Selamat Jalan", ou "Bon voyage".

Et n'oubliez pas que ce n'est que le début. À la fin de ce voyage, vous n'apprendrez pas seulement à connaître le massage balinais, mais vous emporterez aussi avec vous une nouvelle compréhension de vous-même et de la façon dont vous pouvez apporter la magie de Bali dans votre vie de tous les jours. Alors, êtes-vous prêt à vous embarquer dans ce voyage de transformation ? Êtes-vous prêt à prendre Bali entre vos mains ? Découvrons-le ensemble !

Chapitre 2 : Le voyage intérieur : la recherche de l'équilibre et du bien-être

Avez-vous déjà eu ce sentiment d'être perdu ? De ne pas comprendre pourquoi vous êtes en déséquilibre, pourquoi il y a des jours où vous avez l'impression que l'énergie ne circule pas, que vous êtes pris au piège dans votre propre peau ? Nous avons tous eu ce sentiment à un moment ou à un autre, nous avons tous cherché l'équilibre et le bien-être à un moment ou à un autre. Mais quel est cet équilibre que nous recherchons, et comment le voyage intérieur peut-il nous aider dans cette recherche ?

Permettez-moi de vous inviter à réfléchir à cette idée : la recherche de l'équilibre et du bien-être n'est pas une destination, mais un voyage. Comme le disait le célèbre philosophe grec Héraclite, "on ne se baigne pas deux fois dans la même rivière". La vie est en constante évolution, nous sommes en constante évolution, et c'est cette constante évolution qui nous oblige à rechercher constamment l'équilibre. Ainsi, au lieu de considérer l'équilibre et le bien-être comme quelque chose à atteindre, nous devons apprendre à naviguer dans ce flux, à trouver l'équilibre dans le mouvement, dans le changement.

C'est un concept compliqué, je sais. Mais ne vous inquiétez pas, je serai à vos côtés à chaque étape. Vous n'êtes pas seul. Nous allons faire ce voyage intérieur ensemble et, à mesure que nous avancerons, je vous promets que vous commencerez à voir les choses d'une manière nouvelle et plus claire.

Qu'est-ce que ce voyage intérieur et comment l'entreprendre ? En termes simples, le voyage intérieur est une exploration de soi. C'est un processus de découverte et de compréhension de soi, une occasion d'examiner nos pensées, nos émotions et nos comportements sous un angle nouveau.

Ce n'est pas une tâche facile. Comme l'a dit le philosophe et écrivain Alan Watts dans son livre "La sagesse de l'insécurité" (1951), "la façon la plus difficile d'apprendre quelque chose est de se le faire enseigner". Mais c'est précisément la beauté du voyage intérieur. Vous n'avez besoin de personne pour vous apprendre à être vous-même, vous devez simplement apprendre à vous écouter, à comprendre vos besoins et vos désirs, à respecter vos limites et à valoriser vos forces.

Imaginez un instant que vous êtes dans un bateau, flottant sur un lac calme. Tout autour de vous, vous ne voyez que le reflet du ciel dans l'eau, et le doux balancement du bateau vous berce dans un état de calme. Mais vous remarquez que le bateau commence à se balancer un peu plus, que les vagues commencent à monter et que le ciel se couvre. Que faites-vous à ce moment-là ? Luttez-vous contre les vagues, paniquez-vous face à la tempête qui s'annonce, ou vous rendez-vous compte que la tempête est en vous, que c'est vous qui créez les vagues avec votre peur ?

C'est précisément ce que nous allons apprendre à faire dans ce chapitre : être comme le bateau, naviguer sur les vagues de notre propre esprit, trouver le calme même au milieu de la tempête. Êtes-vous prêt à vous embarquer dans ce voyage, cher lecteur ?

Oui, vous êtes prêts. Je le sens dans vos yeux, dans cette étincelle de détermination et de curiosité qui brûle dans votre regard. Nous allons franchir cette étape ensemble, n'est-ce pas ? Le début de ce voyage n'est pas toujours confortable, mais il est nécessaire. Au début, il se peut que vous ressentiez de la résistance, de l'inconfort, voire de la peur. Mais ces sentiments sont naturels. Ils font partie du voyage, ils sont le signe que vous sortez de votre zone de confort et que vous entrez dans l'inconnu. Et n'est-ce pas ce qui rend la vie intéressante ?

L'essence de ce voyage est l'autocompassion. Pouvez-vous vous souvenir d'un moment où vous vous êtes senti aimé, accepté et compris ? Un moment où vous avez senti que vous étiez à votre place, que vous étiez chez vous ? Vous souvenez-vous de ce que vous avez ressenti ? Maintenant, pouvez-vous imaginer que vous vous offrez ce même sentiment d'amour, d'acceptation et de compréhension ?

Le grand poète Rumi a dit un jour : "Le voyage n'est pas très long ; il n'est long que dans la mesure où l'on se prend soi-même dans ses bras". Pour Rumi, l'amour de soi n'est pas un luxe, mais une nécessité. Ce n'est pas quelque chose qui se gagne ou se mérite, mais quelque chose qui est déjà en nous et qui attend d'être découvert. Et c'est cet amour de soi, cette étreinte de soi, qui nous guide dans notre voyage intérieur.

Cette idée d'autocompassion se reflète dans les travaux de la psychologue et auteure Kristin Neff qui, dans son livre Self-Compassion : The Proven Power of Being Kind to Yourself (2011), affirme que l'autocompassion est un outil puissant pour le bien-être et la santé mentale. Elle suggère qu'au lieu de nous juger sévèrement pour nos erreurs ou nos faiblesses, nous devrions nous traiter avec la même gentillesse et la même compréhension que nous le ferions avec un bon ami.

Mais comment pouvons-nous cultiver cette auto-compassion, comment pouvons-nous apprendre à nous traiter avec gentillesse et compréhension ? C'est le cœur de notre voyage intérieur. La première étape est la pleine conscience.

Imaginez que vous vous promenez dans une forêt. Vous entendez le bruissement des feuilles sous vos pieds, le murmure du vent à la cime des arbres, le chant d'un oiseau au loin. Pouvez-vous remarquer comment chacun de ces sons vous amène dans le présent, vous enracine dans ce moment, ici et maintenant ?

Voilà ce qu'est la pleine conscience. C'est la capacité d'être pleinement présent, d'être pleinement engagé dans le moment présent. Et c'est cette pleine conscience qui nous permet de voir clairement nos pensées, nos émotions et nos comportements, sans jugement ni rejet. Comme le dit Jon Kabat-Zinn, professeur de méditation, dans son livre "Full Catastrophe Living" (1990), "la pleine conscience signifie prêter attention d'une manière particulière : intentionnellement, dans le présent et sans jugement".

Cette pleine conscience, cet état de présence, est la base de notre voyage intérieur. C'est le phare qui nous guide sur le chemin de la découverte de soi et de l'autocompassion. C'est comme allumer une lumière dans une pièce sombre. Soudain, vous voyez clair. Vous pouvez voir vos pensées, vos émotions, vos schémas de comportement. Et, surtout, vous pouvez voir comment vous vous traitez.

Que se passe-t-il lorsque vous allumez cette lumière ? Que se passe-t-il lorsque vous vous rendez compte que vous vous êtes traité avec dureté, avec critique, avec mépris ? Luttez-vous ? Vous critiquez-vous pour vous être critiqué ? Ou pouvez-vous trouver la gentillesse, la compréhension, la compassion, même au milieu de ce jugement ?

Permettez-moi de vous raconter une petite histoire pour illustrer mon propos. Il y a de nombreuses années, un moine vivait dans un petit monastère dans les montagnes. Ce moine était connu pour sa gentillesse et sa compassion. Un jour, un voyageur est venu au monastère et a demandé au moine de lui montrer le chemin de l'illumination. Le moine sourit et demanda au voyageur : "As-tu mangé ton riz ? "Oui", répondit le voyageur. "Alors, lave ton bol", dit le moine.

Avez-vous été surpris par la réponse du moine, vous attendiez-vous à une grande révélation, à une vérité capitale ? La vérité, c'est que l'illumination, le bien-être, l'équilibre se trouvent dans l'acte de laver son bol, dans l'acte de pleine conscience, d'être présent, de se traiter avec gentillesse et compréhension.

Cette histoire, bien que simple, résume le pouvoir de la pleine conscience et de l'autocompassion. Comme l'a écrit l'auteur et enseignant bouddhiste Thich Nhat Hanh dans La paix est à chaque pas (1991), "La paix et le bonheur sont disponibles à chaque instant. La paix est à chaque pas. Il nous suffit de les toucher avec notre pleine conscience".

Il est important de se rappeler que ce voyage intérieur n'est pas un chemin linéaire. Il y aura des jours où vous vous sentirez en harmonie avec vous-même, où la pleine conscience et l'autocompassion couleront de source. Mais il y aura aussi des jours où vous vous sentirez perdu, confus, voire piégé. Et ce n'est pas grave. C'est normal de se sentir ainsi. En fait, c'est plus que normal, c'est nécessaire. Car chaque étape, chaque expérience, chaque émotion sont des éléments essentiels de ce voyage. Il n'y a pas de bien ou de mal, il n'y a que l'apprentissage, la croissance, la transformation.

Pour conclure cette partie du voyage, j'aimerais citer Carl Rogers, l'un des psychologues les plus influents du 20e siècle, qui a écrit dans "Devenir une personne" (1961) : "Le curieux paradigme est que lorsque je m'accepte tel que je suis, alors je peux changer. C'est le pouvoir de l'auto-compassion, c'est le pouvoir du voyage intérieur.

Maintenant, êtes-vous prêt à aller de l'avant, à poursuivre ce voyage ? Êtes-vous prêt à découvrir la suite, à approfondir ce voyage vers l'équilibre et le bien-être ?

Je pense que vous conviendrez que, jusqu'à présent, notre voyage a été fascinant. Maintenant que nous avons plongé nos orteils dans les eaux de l'autocompassion et de la pleine conscience, il est temps d'approfondir un peu plus. Êtes-vous prêt(e) ?

Je veux que vous vous imaginiez comme un arbre, un arbre solide, enraciné dans la terre, dont les branches s'élèvent jusqu'au ciel. Un arbre solide, enraciné dans la terre, dont les branches s'élèvent jusqu'au ciel. Vous souvenez-vous quand nous avons parlé de la pleine conscience ? De la façon dont elle vous aide à vous ancrer dans le moment présent, dans la réalité telle qu'elle est ? Eh bien, c'est votre base, c'est ce qui vous permet de rester enraciné. Mais un arbre n'a pas seulement besoin de racines. Il a aussi besoin de branches pour atteindre le ciel, pour grandir et s'étendre. Et c'est ce que l'autocompassion vous donne : la capacité de grandir, de s'étendre, de s'épanouir.

Dans Self-Compassion : The Proven Power of Being Kind to Yourself (2011), la psychologue Kristin Neff explore en profondeur la manière dont l'autocompassion peut vous aider à vous épanouir. Comme elle l'écrit, "l'autocompassion consiste à se traiter avec la même gentillesse, la même attention et le même soutien que l'on apporterait à un bon ami".

Soyez fiers du chemin parcouru. Célébrez chaque étape que vous avez franchie au cours de ce voyage. Mais permettez-vous aussi d'être curieux de ce qui vous attend. Car, cher lecteur, ce n'est que le début.

Dans le prochain chapitre, nous nous pencherons sur l'une des pratiques les plus vénérées de Bali : le massage balinais. Nous découvrirons comment cette ancienne tradition curative peut vous aider à cultiver davantage l'équilibre et le bien-être, comment elle peut être un instrument de transformation et de guérison. Je partagerai avec vous les techniques, les rituels et les secrets de cette pratique séculaire. Mais nous explorerons également comment le massage balinais est bien plus qu'une série de mouvements et de techniques. C'est un chemin vers la compréhension de soi, vers l'intégration de l'esprit, du corps et de l'âme. Il s'agit, à bien des égards, d'une extension du voyage intérieur que nous avons entrepris.

Alors, quand vous serez prêt, respirez profondément, fermez les yeux, et quand vous les ouvrirez à nouveau, je vous invite à me rejoindre pour le prochain chapitre de ce merveilleux voyage. Êtes-vous prêt à découvrir le pouvoir du massage balinais ? Êtes-vous prêt à prendre le contrôle de votre bien-être et de votre équilibre ? Alors viens, plongeons dans le prochain chapitre de notre aventure. A bientôt, mon ami !

Chapitre 3 : Le massage balinais : une ancienne tradition de guérison

Vous êtes arrivé jusqu'ici, cher lecteur, avec un esprit ouvert et un cœur bien disposé. Car vous savez quoi ? Votre aventure ne fait que commencer. Nous sommes au seuil d'un chapitre qui lève le voile sur un art ancien et sacré, un art qui a traversé les âges, transmis de génération en génération. Il s'agit du massage balinais, une tradition curative aussi ancienne que les collines volcaniques qui parsèment l'horizon balinais.

Pourquoi ce savoir est-il important, me direz-vous, quel est le rapport entre un massage et mon voyage personnel vers la paix intérieure et l'équilibre ? Eh bien, c'est ici que vous commencez à démêler les fils entrelacés du massage balinais et son impact sur la totalité de votre être.

Imaginez un instant que votre corps est un temple. À Bali, les temples sont des centres d'énergie spirituelle, des lieux où les dieux et les divinités sont honorés et vénérés. On en prend soin avec amour et respect, on les garde propres et bien rangés. Ils sont décorés de magnifiques ornements et remplis d'offrandes fraîches chaque jour. Si vous considérez votre corps comme un temple, n'est-il pas naturel de vouloir en prendre soin avec le même amour et le même respect ?

Le massage balinais devient alors une façon d'honorer et de prendre soin de votre corps-temple. C'est un rituel qui rafraîchit, rajeunit et réaligne les énergies de votre corps, vous aidant à atteindre un état d'équilibre et de bien-être. Mais ce n'est pas tout, c'est aussi un canal qui vous permet d'explorer l'intimité de votre être, de dénouer les nœuds de stress et d'anxiété qui peuvent s'accumuler dans votre corps et de libérer l'énergie emprisonnée qui peut entraver votre développement personnel.

Allons-y doucement, au rythme des palmiers balinais qui se balancent doucement, pendant que je vous guide sur le chemin de la découverte de soi et de la guérison. Parce que vous savez quoi ? C'est un voyage que l'on fait à son propre rythme, lentement mais sûrement.

Mais qu'est-ce qui rend le massage balinais si spécial ? Pourquoi pas n'importe quel autre type de massage ? C'est exactement ce que nous allons découvrir dans ce chapitre. Préparez-vous, car ce qui vous attend est une expérience unique, une plongée en profondeur dans une pratique qui a résisté à l'épreuve du temps et qui est restée pure dans son essence, malgré les vagues du changement et de la modernité.

Alors, êtes-vous prêt à plonger dans les secrets de cet art ancien ? Prêt à apprendre comment vous pouvez intégrer cette pratique dans votre propre chemin vers le bien-être et l'autocompassion ? C'est exactement ce que nous allons faire.

Le monde ancien du massage balinais est comme une mer, profonde et vaste, qui ne demande qu'à être explorée. Et c'est précisément dans cette immensité que nous trouvons certaines des réponses à nos questions. Êtes-vous prêt à y plonger ?

Il n'y a rien de tel que d'apprendre de ceux qui ont consacré leur vie à l'exploration et à la compréhension du massage balinais. Je vous invite donc à vous immerger dans les eaux de la connaissance de grands auteurs comme Anthony B.

James. Dans son livre "Thai Yoga Therapy for Your Body Type" (2006), il parle du "Nuad Boran" ou massage thaïlandais, mais consacre également une partie à d'autres massages d'Asie du Sud-Est, dont le massage balinais. Les deux massages, bien que différents en termes de techniques et de traditions, partagent la même philosophie sous-jacente selon laquelle la santé et le bien-être sont le résultat d'un équilibre harmonieux entre le corps, l'âme et l'esprit.

Et c'est cet équilibre, cher lecteur, que nous recherchons dans notre odyssée vers le bien-être personnel. Car la véritable beauté du massage balinais réside dans son approche holistique. Il ne se limite pas à traiter le corps physique, mais va au-delà pour toucher les couches les plus profondes de notre être.

Nous pourrions également apprendre beaucoup d'Ida Bagus Mantra dans son livre "The Guide to Traditional Balinese Massage" (1988). Mantra, une Balinaise de souche, décrit en détail comment le massage balinais s'inscrit dans une vision plus large de la santé et du bien-être, intégrée à la philosophie de vie balinaise.

Mais qu'est-ce que cela signifie concrètement ? Pensez aux moments où vous vous sentez épuisé, physiquement et mentalement. N'avez-vous pas l'impression de porter le poids du monde sur vos épaules ? Ne remarquez-vous pas que votre esprit semble pris dans un tourbillon de pensées et d'inquiétudes ?

Imaginez maintenant, si vous le voulez bien, que ces tensions et ces soucis sont des nœuds sur une corde. Le massage balinais devient alors les mains habiles d'une grand-mère aimante, qui défait patiemment ces nœuds, un par un, libérant la tension et permettant à l'énergie de circuler librement une fois de plus.

Car, en fin de compte, n'est-ce pas ce que nous recherchons tous ? Un chemin vers la liberté, un soulagement du poids que nous portons, un moyen de renouer avec la joie et la beauté de la vie.

Mais ne vous inquiétez pas, cher lecteur. Nous sommes sur ce chemin ensemble, apprenant et grandissant au fur et à mesure. Rappelez-vous que chaque pas que vous faites est un pas vers la compréhension de vous-même, vers l'acceptation et, en fin de compte, vers la guérison.

Alors, continuez à avancer, continuez à bouger, alors que nous continuons à explorer le monde merveilleux du massage balinais et tout ce qu'il a à offrir.

Maintenant, cher compagnon de voyage, embarquons ensemble pour un voyage imaginaire. Imaginez que vous êtes à Bali, dans un spa tranquille et serein, entouré d'une beauté tropicale luxuriante et du doux bruissement des feuilles de palmier qui dansent dans la brise. Au fur et à mesure que vous vous enfoncez dans cette image, vous sentez le stress de la vie quotidienne s'évanouir. Dans cet espace sacré, vous vous préparez à recevoir l'ancien massage balinais.

Nous pouvons prendre pour exemple le cas d'Anna, une femme d'affaires d'une quarantaine d'années, qui s'est rendue dans un spa balinais à la recherche de bien plus qu'un simple soulagement pour son dos douloureux. Comme elle le raconte dans son livre "My Healing Journey through Balinese

Massage" (2015), Anna cherchait à s'évader du bourdonnement constant de la vie urbaine, à se reconnecter avec son moi intérieur.

Vous pouvez imaginer comment Anna s'est allongée sur la table de massage, le cœur battant d'impatience. Vous pouvez imaginer les mains expertes du thérapeute, appliquant des pressions aux bons endroits, manipulant et étirant son corps d'une manière qu'elle n'aurait jamais imaginée. Mais surtout, vous pouvez imaginer la sérénité qui a commencé à s'installer en elle, comme une rivière qui a enfin trouvé son chemin jusqu'à la mer.

Dans l'expérience d'Anna, le massage balinais a été le catalyseur d'un changement plus profond. Il l'a aidée à ralentir, à se connecter à son corps, à écouter sa voix intérieure qui avait été réduite au silence par le bombardement constant des exigences de la vie moderne.

Le sentez-vous aussi, cher lecteur ? Sentez-vous que les mots et les histoires peignent une toile de possibilités dans votre esprit ? Voyez-vous comment ce voyage de bien-être et de soin de soi pourrait se dérouler pour vous ?

Nous parcourons ce chemin ensemble, en apprenant et en explorant les profondeurs de cette ancienne tradition de guérison. Et même si le chemin est semé d'embûches, n'est-ce pas là la véritable beauté du voyage ? Chaque défi est une occasion d'apprendre, de grandir, d'approfondir notre compréhension de nous-mêmes et du monde qui nous entoure.

Mais ne vous inquiétez pas, ce chemin n'est pas solitaire. Comme les guides qui aident les alpinistes à gravir les pics escarpés de l'Himalaya, je serai là pour vous guider dans les subtilités du massage balinais. Alors, êtes-vous prêt à continuer à explorer ce merveilleux voyage ensemble ? Allez, continuez, le chemin vous attend.

En suivant le chemin des feuilles de palmier dansant dans la brise et le murmure des vagues embrassant le rivage, vous avez découvert une porte vers un nouveau monde, un monde de guérison, d'équilibre et de paix. Vous vous voyez maintenant, cher lecteur, plonger encore plus profondément dans les secrets du massage balinais. Vous pouvez ressentir la joie d'apprendre, la soif de savoir et la sérénité d'être en équilibre avec votre moi intérieur.

Chère amie, vous avez parcouru un long chemin depuis que vous avez entendu pour la première fois l'appel de Bali. Au cours de ce voyage, vous avez appris l'importance de l'équilibre et du bien-être, et comment le massage balinais peut devenir un outil puissant pour atteindre ces deux objectifs.

Mais ce chapitre n'est que la partie émergée de l'iceberg. Saviez-vous, par exemple, que le massage balinais s'inspire d'une variété de techniques, chacune ayant son propre but et ses propres bienfaits ?

Vous vous demandez maintenant ce qu'il reste à découvrir et comment transformer ces techniques en outils de guérison entre vos mains.

Dans le prochain chapitre, nous aborderons les techniques fondamentales du massage balinais. Mais ne vous inquiétez pas, je ne vous submergerai pas de termes techniques. Comme un ami qui vous guide le long d'un chemin familier, je vous prendrai par la main et vous expliquerai en détail comment chaque technique contribue à l'expérience globale du massage.

Imaginez la sensation de vos mains qui apprennent à bouger en synchronisation avec votre respiration, comme des danseurs qui suivent une mélodie invisible. Pensez à la satisfaction que vous éprouverez lorsque vous comprendrez comment chaque pression, chaque mouvement, peut vous apporter du bien-être, à vous et à ceux qui vous entourent.

Alors, êtes-vous prêt à aller de l'avant, à approfondir ce voyage de transformation, à découvrir comment vous pouvez mettre l'énergie et la sagesse de Bali entre vos mains ?

Je vous invite à aller de l'avant, cher lecteur, à passer ensemble au chapitre suivant, car il y a beaucoup de sagesse qui vous attend, une sagesse qui profitera non seulement à vous, mais aussi à tous ceux qui vous entourent.

N'oubliez pas que vous n'êtes pas seul dans ce voyage. En tant que bon ami, je suis ici avec vous, prêt à partager avec vous les secrets de cette ancienne tradition de guérison. Alors, allons de l'avant. La beauté de Bali et les secrets du massage balinais vous attendent.

Chapitre 4 : Techniques fondamentales : les outils du massage balinais

Cher ami, avez-vous déjà ressenti la curiosité des explorateurs, ceux qui s'aventurent dans des territoires inconnus avec un mélange d'excitation et de respect ? Avez-vous déjà éprouvé ce sentiment de découverte, lorsque vous plongez dans les profondeurs d'un nouveau domaine de connaissances, avec un esprit ouvert, prêt à apprendre et à grandir ? Aujourd'hui, je vous invite à partager ce sentiment de découverte et d'excitation avec moi, alors que nous explorons ensemble les techniques fondamentales du massage balinais.

Pourquoi ces techniques sont-elles importantes ? Imaginez que vous appreniez à jouer d'un instrument de musique. Chaque note, chaque accord, chaque rythme est un outil dans votre arsenal. Mais il ne suffit pas de connaître les notes. Pour faire de la musique, vous devez apprendre à les combiner, à leur donner vie par votre jeu. Il en va de même pour le massage balinais. Chaque technique est comme une note, et ensemble, entre les mains expertes du masseur, elles deviennent une mélodie de bien-être et d'équilibre.

Vous souvenez-vous du moment où vous avez commencé à apprécier la profondeur et la beauté du massage balinais au chapitre 3 ? C'était une expérience fascinante, n'est-ce pas ? Eh bien, préparez votre esprit et votre cœur à une aventure similaire, car ce chapitre vous fera découvrir les techniques essentielles qui rendent le massage balinais si unique et si transformateur.

Commençons ce voyage par le "pikur", une technique caractéristique du massage balinais. Le "pikur" consiste à exercer une pression profonde avec les pouces sur des zones spécifiques du corps. Mais il ne s'agit pas seulement de pression. Tout comme un chef équilibre les saveurs et les textures, un bon thérapeute balinais équilibre la pression du "pikur" en tenant compte des besoins de la personne massée.

Vous vous demandez ce que vous ressentez ? Imaginez une pression ferme mais douce, qui s'attaque aux tensions cachées dans vos muscles. Sentez que cette pression réveille votre énergie intérieure, la libérant pour qu'elle circule librement dans votre corps. Ressentez-vous une sensation de libération, de soulagement ? C'est le pikur en action.

Cependant, cette technique n'est pas un élément isolé, elle fait partie d'un orchestre de techniques qui, en travaillant en harmonie, créent l'expérience complète du massage balinais. Certaines de ces techniques peuvent sembler simples à première vue, mais, comme le dit le maître des arts martiaux Bruce Lee, "je ne crains pas l'homme qui a pratiqué 10 000 coups de pied une fois, mais l'homme qui a pratiqué un coup de pied 10 000 fois" (Bruce Lee, 1971). (Bruce Lee, 1971). De la même manière, la véritable maîtrise du massage balinais est le fruit d'une pratique constante et d'une compréhension approfondie de ces techniques fondamentales.

Alors, mon ami, es-tu prêt à aller plus loin ?

Continue à couler avec moi dans ce fleuve de connaissances, mon ami, car nous allons approfondir ensemble la technique connue sous le nom de "pukulan". Le "pukulan" est une série de coups rapides et rythmés, donnés avec la partie charnue du bord de la main ou avec la paume ouverte. Permettez-moi de vous poser une question : avez-vous déjà vu un pivert en action ? Il frappe l'écorce de l'arbre avec une précision étonnante, n'est-ce pas ? C'est l'image que je veux que vous gardiez à l'esprit. Seulement, au lieu d'un oiseau, c'est vous qui frappez, et au lieu d'un arbre, c'est le corps humain qui frappe.

La beauté du "pukulan" réside dans sa capacité à stimuler et à réveiller le corps. Administré correctement, il peut avoir un effet revitalisant, comme une tasse de café balinais le matin ! Et comme nous le savons tous, l'excès de toute chose peut être nocif. Il est donc essentiel de trouver un équilibre, d'être à l'écoute de son corps et de s'adapter à ses besoins.

Le Pukulan est une technique complexe qui nécessite une compréhension approfondie. C'est là que la sagesse des grands maîtres entre en jeu. Comme nous l'apprend Ida Bagus Mantra dans son ouvrage "Balinese Healing : A Journey into the Sacred World of Traditional Healers" (2017), le succès de ces techniques réside dans la pleine conscience, dans l'écoute et la réponse au corps.

Mais ne pensez pas que le "pukulan" ne concerne que les coups. Comme le "pikur", il va beaucoup plus loin. Vous vous souvenez du dicton "La beauté est dans les détails" ? C'est là que le pukulan prend vie. Chaque battement a sa propre raison d'être, chaque rythme sa propre résonance. Comme le battement d'un tambour dans une chanson, chaque battement, chaque rythme, contribue à la symphonie du bien-être.

Imaginez maintenant, cher ami, que vous êtes en train de donner un pukulan. Vous sentez l'énergie qui part de votre corps, passe dans vos bras et dans vos mains. Chaque coup que vous donnez est comme une ondulation qui se propage dans le corps de la personne massée, atteignant les recoins les plus profonds, relâchant les tensions, stimulant la circulation et réveillant la vitalité. Pouvez-vous le sentir ?

Et si "pikur" et "pukulan" ne sont que deux des techniques fondamentales du massage balinais, rappelez-vous qu'il existe une mer de connaissances qui n'attendent que d'être explorées. Êtes-vous prêt à naviguer ?

Nous continuons à naviguer sur ce vaste océan de connaissances, flottant ensemble sur ces courants de sagesse ancienne, chaque vague nous rapprochant de la compréhension des techniques fondamentales du massage balinais. C'est à ce moment-là que nous découvrons la technique connue sous le nom de "digdag". Le terme "digdag" fait référence à l'action de presser avec les pouces en mouvements circulaires. Imaginez que vous dessinez de petits cercles avec vos pouces sur la peau de la personne que vous massez... Pouvez-vous le visualiser ?

Avez-vous déjà entendu l'expression "le diable se cache dans les détails" ? Dans "digdag", ces détails ont une grande importance. Chaque pression que vous exercez est comme une note de piano, et la qualité de cette note dépend de la manière dont vous appuyez et de l'endroit où vous appuyez. Imaginez maintenant que vous êtes un pianiste chevronné, jouant la symphonie du bien-être dans le corps humain. Pouvez-vous ressentir la musique que vous créez avec vos mains ?

Parlons maintenant d'"urat". Le terme "urat" désigne la manipulation des lignes d'énergie du corps, semblables aux méridiens de la médecine chinoise. Comme le souligne Made Wijaya dans son livre "Balinese Massage : Harmony for Body, Mind and Spirit" (2010), l'"urat" est une technique essentielle pour libérer les blocages énergétiques et rétablir l'équilibre. Imaginez une route encombrée dans une ville à l'heure de pointe. L'"urat" est comme l'agent de circulation qui dirige le flux des véhicules et veille à ce que tout se passe bien.

Au fur et à mesure que nous approfondissons cet art merveilleux, nous en comprenons également la complexité. Chaque technique, chaque mouvement a sa raison d'être et contribue au résultat final. Mais, cher ami, ce n'est pas seulement la technique qui compte, mais aussi l'intention et l'amour que vous mettez dans chaque geste.

Pensez-y : chaque technique est comme un outil dans votre boîte à outils, et vous, en tant que massothérapeute, êtes le maître artisan. Et vous, en tant que massothérapeute, êtes le maître artisan. Comment utiliserez-vous ces outils pour créer une œuvre d'art ? Comment jouerez-vous la symphonie du bien-être dans le corps de votre client ? Telles sont les questions auxquelles vous devrez répondre tout au long de votre parcours. Mais pour l'instant, je vous encourage à profiter du voyage, à vous réjouir de chaque découverte. Car, en fin de compte, ce n'est pas la destination qui compte, mais le voyage lui-même. N'est-ce pas merveilleux ?

Le temps passe vite lorsqu'on est plongé dans une aventure passionnante de connaissances, n'est-ce pas ? Tel un train traversant de magnifiques paysages, nous avons parcouru les subtilités du massage balinais, de la douceur du pilin à la manipulation énergétique de l'urat. N'est-ce pas merveilleux de pouvoir parcourir ce chemin ensemble ?

Maintenant, comme tout grand professeur, je veux vous mettre au défi : vous souvenez-vous de la technique "pilin", "digdag", "urat" ? Ne vous inquiétez pas si vous ne vous en souvenez pas, vous pouvez toujours revenir en arrière et vous rafraîchir la mémoire. La vraie question est de savoir si vous pouvez imaginer ce que vous ressentez dans vos propres mains, dans votre propre corps, si vous pouvez vous imaginer en train de donner et de recevoir ces incroyables massages. Car, en fin de compte, la connaissance n'est utile que si vous l'appliquez, si vous la vivez.

Dans "Touch for Health" (1973), John Thie et Matthew Thie mentionnent que "la capacité de toucher avec soin, respect et intention est le plus grand cadeau que vous puissiez faire à un autre être humain". Et vous tenez littéralement entre vos mains le potentiel d'offrir ce cadeau - imaginez le pouvoir que vous avez ! Imaginez le pouvoir que vous avez ! Réfléchissez maintenant à la manière dont vous pouvez l'utiliser pour faire le bien.

Si vous pensez avoir beaucoup appris dans ce chapitre, je vous assure que nous ne faisons que commencer. Lors de notre prochaine réunion, nous aborderons un sujet qui vous fera passer au niveau supérieur de votre pratique du massage. Nous aborderons "Le pouvoir des mains : le toucher comme véhicule d'énergie". Nous explorerons comment vos mains ne sont pas seulement des outils pour appliquer des techniques de massage, mais aussi des canaux d'énergie et de connexion.

Oui, cher lecteur, votre aventure ne fait que commencer. Comme un romancier qui découvre la plume pour la première fois ou un chef cuisinier qui s'apprête à créer son premier chef-d'œuvre, vous êtes au seuil d'un nouveau monde de possibilités. Êtes-vous prêt à le franchir ? Êtes-vous prêt à découvrir le pouvoir de vos propres mains ? Alors continuons ensemble. Votre voyage de transformation par le massage balinais bat son plein. Il n'y a pas de temps à perdre.

Chapitre 5 : Le pouvoir des mains : le toucher comme vecteur d'énergie

Chère lectrice, cher lecteur, vous avez un super pouvoir. Oui, vous avez bien lu, un vrai superpouvoir. Ce pouvoir n'a rien à voir avec le fait de voler ou de déplacer des objets par la pensée. Il s'agit de quelque chose de beaucoup plus personnel et tangible. C'est un pouvoir qui réside dans vos mains. Car, voyez-vous, nos mains ne sont pas de simples outils, elles sont des conduits d'énergie, elles sont nos émissaires du toucher, de la sensation et de la connexion. Le massage balinais comprend et célèbre ce pouvoir. Êtes-vous prêt à faire de même ?

Il ne fait aucun doute que les mains jouent un rôle crucial dans notre vie quotidienne. Elles sont nos principales interfaces avec le monde. Mais vous êtes-vous déjà arrêté pour réfléchir à la signification et au potentiel qu'elles recèlent ? Les neuroscientifiques V. S. Ramachandran et Sandra Blakeslee, dans leur livre "Phantoms in the Brain" (1998), soulignent que la main humaine, avec sa dextérité et sa précision extraordinaires, est intrinsèquement liée au développement de notre cerveau. Pensez-y, l'évolution de nos mains et de notre cerveau sont inextricablement liées. Il ne s'agit pas simplement d'une question d'utilité, mais d'un lien d'une profondeur inimaginable.

C'est là qu'intervient l'art du massage balinais. Il vous demande de prendre conscience du pouvoir de vos mains, de l'honorer et de l'utiliser pour créer un bien-être profond et durable. Le massage balinais ne consiste pas seulement à exercer une pression ou à faire des mouvements précis, bien que ces deux éléments soient importants. C'est bien plus que cela. C'est une danse de l'énergie et du toucher, du don et de la réception, de la guérison et de l'amour.

Faisons une pause et réfléchissons un peu. Regardez vos mains en ce moment même. Regardez les lignes de vos paumes, les courbes de vos doigts, la façon dont elles bougent et s'entrelacent, sentez l'énergie latente qu'elles contiennent. Pouvez-vous imaginer le bien que vous pourriez faire avec elles, la guérison que vous pourriez faciliter, les liens que vous pourriez favoriser ?

Dans le prochain chapitre, nous approfondirons ce sujet fascinant. Mais tout d'abord, prenons le temps de mieux comprendre le concept d'énergie dans le massage balinais et la façon dont nos mains peuvent en devenir les vecteurs. Il ne s'agit pas d'une simple métaphore, mais d'une solide compréhension scientifique du corps et de ses systèmes énergétiques. Et ne vous inquiétez pas, je ne vous laisserai pas seul dans ce voyage. Nous serons ensemble à chaque étape du chemin, pour percer ensemble ce mystère.

Parce qu'en fin de compte, cher lecteur, il s'agit de votre voyage. C'est votre aventure. Et ce sont vos mains qui tiennent ce livre, qui sont sur le point d'apprendre à libérer son potentiel, qui peut changer votre vie et celle des autres. Alors, allez-y, embrassez votre pouvoir, car, pour reprendre les mots de Carl Jung, "celui qui regarde vers l'extérieur rêve, celui qui regarde vers l'intérieur s'éveille".

En approfondissant cette idée d'éveil, il est essentiel de garder à l'esprit que le plus important est le " quoi " et le " comment " de cet éveil. Au cœur de chaque massage balinais, au-delà des techniques et des mouvements, se trouve un éveil de l'énergie vitale qui nous traverse. Selon le classique de la médecine traditionnelle chinoise, le "Huangdi Neijing" (475-221 av. J.-C.), l'énergie vitale, connue sous le nom de Qi, circule dans le corps humain à travers un réseau de canaux, appelés méridiens. À l'instar de la conception hindoue du Prana et des Nadis, ces canaux sont des voies de circulation de la vie et de la vitalité.

Les mains ne sont donc pas seulement des véhicules d'énergie, mais aussi des navigateurs experts de ce vaste réseau d'énergie vitale. Cela vous surprend-il ? Attendez, ce n'est pas tout. Des recherches récentes commencent à mettre en lumière les fondements biologiques de ces concepts anciens. Par exemple, dans The Bioelectric Body (2021), le biophysicien Robert O. Becker et la neuroscientifique Candace Pert explorent la façon dont notre corps est, par essence, un système d'énergie bioélectrique. Les tissus corporels produisent des courants électriques qui peuvent avoir une influence sur tout, de la régénération des cellules aux fonctions cérébrales. L'idée que nos mains puissent affecter et influencer ce flux d'énergie n'est donc pas si farfelue après tout.

En fait, nous en avons tous fait l'expérience, même si nous n'en sommes pas conscients. Souvenez-vous d'un moment où quelqu'un vous a touché avec amour, ou d'une étreinte qui vous a réconforté plus qu'un millier de mots. Rappelez-vous quand une simple poignée de main vous a donné le sentiment d'être compris et connecté. Qu'avez-vous ressenti ? Énergisant ? Guérissant ? Réconfortant ? Maintenant, imaginez que vous puissiez offrir ce sentiment aux autres de manière intentionnelle et ciblée. C'est ce que vous offre le massage balinais.

Alors, cher lecteur, êtes-vous prêt à approfondir la connaissance de votre propre superpouvoir ? Êtes-vous prêt à comprendre comment vos mains peuvent être des véhicules d'énergie curative et revitalisante ? Si votre réponse est oui, alors préparez-vous, car cette aventure ne fait que commencer.

Rappelez-vous toutefois que ce voyage n'est pas un sprint, mais un marathon. C'est un chemin de découverte de soi et d'apprentissage qui nécessitera de la patience, de la pratique et, surtout, de l'amour pour soi et pour les autres. Mais ne vous inquiétez pas, vous n'êtes pas seul dans cette aventure. Ensemble, nous naviguerons sur ce chemin fascinant et gratifiant. Car, comme toujours, je suis là pour vous guider, pour être votre amie et votre alliée dans cette aventure de connaissance de soi et de guérison.

Et au fur et à mesure que nous avançons sur ce chemin, n'êtes-vous pas excité à l'idée de tout ce qui est à venir ? Car, je vous le promets, ce n'est que la partie émergée de l'iceberg. Dans les prochains chapitres, nous découvrirons d'autres secrets du massage balinais, du rôle vital de l'huile de coco à la façon dont la création d'un lien émotionnel dans le massage peut complètement transformer l'expérience. Mais avant d'aborder ces sujets, il nous reste encore beaucoup à découvrir sur le pouvoir des mains.

Maintenant, allons un peu plus loin. Nous vous invitons à expérimenter avec vos propres mains et l'énergie qu'elles dégagent. Vous pouvez faire cet exercice simple dès maintenant. Asseyez-vous confortablement dans un endroit calme. Fermez les yeux. Respirez profondément. Puis frottez vigoureusement vos mains l'une contre l'autre jusqu'à ce que vous sentiez la chaleur générée par le frottement. Maintenant, écartez lentement vos mains et sentez l'espace entre elles. Sentez-vous quelque chose ? Peut-être s'agit-il d'une sorte de magnétisme, d'une sensation de résistance ou simplement d'une sensation d'énergie. Cela, cher lecteur, c'est votre Qi, votre énergie vitale, qui répond à votre attention et à votre intention.

Cette pratique peut sembler simple, mais elle est fondamentale pour le massage balinais. Rappelez-vous les mots du grand maître de tai-chi, Cheng Man-Ching, dans son livre "The Essence of Tai Chi Chuan - The Literary Tradition" (1971) : "L'essence de l'habileté réside dans le calme et la clarté de l'esprit. L'énergie Qi suit l'esprit. Là où l'esprit veut aller, le Qi suivra". Lorsque nous appliquons ce principe au massage, vos mains deviennent un pont entre votre intention et le corps de la personne que vous massez. L'énergie s'écoule de vos mains, en suivant les conseils de votre esprit, pour créer une expérience de guérison et de relaxation.

Alors que nous nous immergeons dans l'énergie et le pouvoir qui résident dans nos mains, il est important de se rappeler que ce voyage consiste autant à donner qu'à recevoir. Dans son livre "Touching : The Human Significance of the Skin" (1971), le psychologue Ashley Montagu explique que le toucher est fondamental pour notre santé et notre bien-être. Non seulement en le recevant, mais aussi en le donnant. "Lorsque vous touchez quelqu'un, écrit Montagu, vous vous touchez aussi vous-même. Par conséquent, en explorant et en utilisant le pouvoir de vos mains dans le massage balinais, vous en bénéficiez également, créant ainsi un cycle de bien-être et de guérison.

Mon ami, à ce stade, vous avez commencé à effleurer la surface de ce que signifie réellement le pouvoir des mains dans le massage balinais. Vous êtes entré dans le domaine de l'énergie et avez senti, peut-être pour la première fois, le courant du Qi circuler en vous. Mais, comme toujours, ce n'est que le début.

Dans la dernière partie de ce chapitre, nous approfondirons la manière de canaliser et d'utiliser cette énergie dans le cadre du massage balinais. Je vous donnerai des techniques plus détaillées et vous guiderai dans l'application de ce que vous avez appris jusqu'à présent. Alors, êtes-vous prêt, êtes-vous prêt à passer au niveau supérieur et à vraiment commencer à libérer le pouvoir de vos mains, êtes-vous prêt à franchir la prochaine étape de votre voyage vers l'éveil de votre superpouvoir ? Si votre réponse est oui, alors respirez profondément, souriez et rejoignez-moi pour la prochaine étape de cette merveilleuse aventure.

C'est une chose de sentir et de reconnaître l'énergie dans nos mains, mais comment l'appliquer efficacement dans un massage ? Comment canaliser cette énergie vers la guérison et le bien-être d'une autre personne ? Comme tout dans la vie, cela commence par l'intention.

L'intention, mon cher ami, est le fil conducteur de l'énergie. C'est la boussole qui dirige le flux de Qi à travers vos mains. Comme l'a écrit le célèbre guérisseur et auteur Brett Bevell dans son livre "Reiki for Spiritual Healing" (2009), "L'intention est la clé. Peu importe le nombre de techniques que vous apprenez, si votre intention n'est pas alignée sur la guérison, toutes les techniques du monde ne feront aucune différence".

Mais qu'est-ce que cela signifie vraiment d'avoir une intention de guérison ? Cela signifie tout d'abord qu'il faut faire preuve d'une profonde empathie et compréhension à l'égard de la personne que l'on masse. Cela signifie reconnaître ses besoins, ses douleurs, ses désirs de bien-être. Cela signifie se connecter avec cette personne à un niveau plus profond, un niveau qui transcende les mots et qui est ressenti dans le cœur.

L'intention de guérir implique également de reconnaître et d'accepter votre rôle de canal énergétique. Ce n'est pas vous qui guérissez, mais l'énergie vitale qui vous traverse. Comme le suggère Bevell, "le praticien n'est pas le guérisseur. Il est simplement un canal par lequel l'énergie de guérison s'écoule". En acceptant ce rôle, vous relâchez la pression du "faire" et vous vous ouvrez à la possibilité d'"être" - d'être un instrument d'amour, de paix et de bien-être.

L'intention est donc la clé qui permet de libérer le véritable pouvoir de vos mains. Mais l'intention seule ne suffit pas. Vous avez également besoin de techniques, de moyens efficaces pour canaliser et diriger cette énergie. C'est ce que nous allons explorer dans le prochain chapitre. Êtes-vous enthousiaste et prêt à approfondir cette merveilleuse pratique qu'est le massage balinais ? Je vous promets que ce sera un voyage de découverte et de croissance. Je vous promets que chaque pas que vous ferez vous rapprochera de vous-même, de votre véritable essence, de votre pouvoir de guérison.

Alors, respirez profondément. Reposez vos mains. Sentez l'énergie qui émane d'elles, vibrante et vivante. Sentez-vous l'excitation bouillonner en vous ? C'est cela, mon ami, le frisson de l'aventure. De la transformation. De la guérison. Alors allez-y, êtes-vous prêt à faire le prochain pas ? Parce que je vous promets que ce sera merveilleux. Et je te promets que je t'attendrai dans le prochain chapitre, où nous explorerons les secrets de l'huile de coco et la façon dont ce complément parfait peut donner du pouvoir à tes mains. Es-tu prêt ? Alors, c'est parti. Je vous y attends.

Chapitre 6 : Les secrets de l'huile de coco : un complément parfait

Commençons par une question simple : vous êtes-vous déjà demandé pourquoi l'huile de coco est si vénérée dans la culture balinaise et dans la pratique du massage balinais en particulier ? Et pourquoi elle est devenue un ingrédient essentiel dans la pratique du massage dans le monde entier ? Est-ce simplement pour son parfum tropical exquis ou ce fruit de "l'arbre de vie", comme il est connu dans de nombreuses cultures, a-t-il d'autres vertus ?

Mon ami, tu vas découvrir un univers de bienfaits contenus dans ce fruit miraculeux, un joyau de la nature qui joue un rôle primordial dans la santé, le bien-être et, bien sûr, dans la pratique du massage balinais.

L'huile de coco est un véritable élixir de bien-être. Produite à partir de la chair des noix de coco, cette huile possède des propriétés nourrissantes, curatives et thérapeutiques qui en font un élément irremplaçable de toute pratique de massage. Et dans notre voyage, le voyage du massage balinais, c'est un outil qui non seulement améliore la technique, mais aussi l'expérience de la guérison et du bien-être sur les plans physique, mental et émotionnel.

Mais comment se fait-il que ce fruit, cette substance à la fois simple et puissante, puisse faire tout cela ? Et comment pouvez-vous, en l'utilisant dans vos pratiques de massage, profiter de tout son potentiel ?

Tout d'abord, laissez-moi vous confier un secret : la véritable beauté de l'huile de coco réside dans sa simplicité. Contrairement aux produits chimiques complexes qui inondent les rayons de nos magasins, l'huile de coco est une substance pure et naturelle, riche en éléments vitaux pour notre bien-être. Dans sa structure la plus élémentaire, elle est composée d'acides gras, de vitamine E et d'antioxydants naturels, tous connus pour leurs incroyables propriétés curatives et nourrissantes.

Deuxièmement, et peut-être plus important encore, l'huile de coco est un hydratant exceptionnel. Lorsqu'elle est appliquée sur la peau, elle crée une barrière qui emprisonne l'humidité et protège la peau des dommages causés par l'environnement. Cette propriété est essentielle lors d'un massage, car elle permet à vos mains de glisser en douceur et sans friction sur la peau de la personne que vous massez, ce qui vous permet d'effectuer plus efficacement les mouvements et les techniques que vous avez appris dans les chapitres précédents.

N'est-il pas étonnant qu'une chose aussi simple puisse avoir un impact aussi profond ? Mais attendez, ce n'est pas tout. Dans les sections suivantes, vous découvrirez d'autres secrets de l'huile de coco et comment vous pouvez l'incorporer dans vos pratiques de massage pour en accroître les bienfaits.

Alors je vous le demande, êtes-vous prêt à plonger dans le monde de l'huile de coco, prêt à découvrir comment ce simple produit naturel peut transformer votre pratique du massage balinais et améliorer votre capacité à apporter bien-être et guérison ? Si c'est le cas, prenez une profonde respiration et rejoignez-moi pour ce fascinant voyage au cœur de la noix de coco.

Une étude intéressante publiée en 2004 dans le Dermatitis Journal a mis en évidence les propriétés antibactériennes, antifongiques et antivirales de l'huile de coco, attribuées à la présence d'acide laurique, l'un des principaux acides gras présents dans cette huile étonnante. Vous imaginez ? Cette huile est capable de protéger la peau tout en la soignant de l'intérieur.

Mais si cela vous semble incroyable, sachez que l'huile de coco est également un puissant antioxydant. Vous vous souvenez quand nous avons parlé des radicaux libres et du stress oxydatif au chapitre 3 ? Les antioxydants contenus dans l'huile de coco aident à protéger notre peau contre ces radicaux libres nocifs, ralentissant ainsi le processus de vieillissement et donnant à la peau une apparence plus jeune et plus vivante.

Comme l'affirme J. Catania dans son livre "Coconut Oil : For Health and Beauty" (2003), l'huile de coco est bien plus qu'une simple huile. Selon lui, il s'agit d'une "merveille naturelle" qui nous offre une "source inépuisable de santé et de bien-être". L'huile de coco n'est pas seulement bénéfique pour la peau de ceux qui la reçoivent, mais aussi pour les mains de ceux qui l'appliquent, en les nourrissant et en les protégeant.

En parlant de mains, j'aimerais que vous fassiez une petite expérience. Prenez de l'huile de coco et appliquez-la sur votre main. Sentez sa texture douce, son parfum tropical, sa légère chaleur. Fermez ensuite les yeux et faites glisser votre autre main sur celle qui est recouverte d'huile. Remarquez comme elle glisse sans effort, comme la peau est hydratée, mais pas grasse ? C'est exactement ce que fait l'huile de coco dans un massage balinais. Elle facilite le glissement, le contact, la connexion.

Vous vous demandez peut-être s'il existe un type particulier d'huile de coco à utiliser. C'est une excellente question. Et la réponse est oui. Il est essentiel de choisir une huile de coco de bonne qualité, de préférence biologique et vierge, car elle conserve toutes ses propriétés bénéfiques. N'oubliez pas que ce que vous appliquez sur votre peau est absorbé par votre corps, alors choisissez toujours ce qu'il y a de mieux.

Mais l'histoire de l'huile de coco et du massage balinais ne s'arrête pas là. Rejoignez-moi pour continuer à découvrir les secrets que ce fruit miracle a à offrir. Je vous promets que vous ne serez pas déçu.

Imaginez maintenant que vous vous trouvez devant une vaste plantation de cocotiers. Le vent agite doucement les frondes et l'air est imprégné de l'incomparable parfum sucré et grillé de la noix de coco. D'une manière ou d'une autre, vous trouvez ce cadre apaisant, presque hypnotique. C'est un lien ancestral, que notre corps reconnaît même si notre esprit ne s'en souvient pas.

Permettez-moi de revenir sur une étude réalisée en 2011 par Skin Pharmacology and Physiology. Cette étude a conclu que l'application topique d'huile de coco peut améliorer l'hydratation de la peau et augmenter la quantité de lipides (graisses) à la surface de la peau. En d'autres termes, l'huile de coco agit comme un puissant hydratant, apportant à votre peau l'hydratation dont elle a besoin et la scellant pour l'empêcher de fuir. Pouvez-vous imaginer ce que vous ressentez ? Votre peau, hydratée et souple, après un massage balinais à l'huile de coco ?

Selon R. Fife dans son ouvrage "The Coconut Oil Miracle" (2004), l'huile de coco a même la capacité de pénétrer profondément dans la peau, la nourrissant et la guérissant de l'intérieur. Cela fait réfléchir, n'est-ce pas ? La bonté d'un simple fruit, transformée en un élixir de vie pour notre peau.

Imaginez un instant que vous tenez un pot d'huile de coco dans vos mains. Le verre est chaud et lisse, et vous pouvez sentir le poids liquide de l'huile à l'intérieur. Vous dévissez le couvercle et un doux arôme tropical envahit vos sens. Avec le pouce et l'index, vous prélevez un peu d'huile et la laissez fondre au contact de la chaleur de votre peau. Vous sentez la texture de l'huile, elle n'est pas collante, elle est lisse, presque comme de la soie. Maintenant, appliquez cette huile sur votre avant-bras, sentez comme elle glisse, comme elle nourrit votre peau sans la laisser grasse. Cette sensation, cette texture, c'est exactement ce qui fait de l'huile de coco le complément parfait du massage balinais.

N'est-il pas étonnant qu'une chose aussi simple qu'une noix de coco puisse offrir tant de bienfaits ?

La richesse de la nature est infinie et nous commençons à peine à en comprendre les secrets. Êtes-vous prêt à continuer à découvrir la merveilleuse huile de coco et son rôle dans le massage balinais ? Je l'espère, car il nous reste encore beaucoup à découvrir.

Nous voici donc en train de poursuivre notre fascinante exploration de cet océan de connaissances. J'espère que vous l'appréciez autant que moi. Maintenant, intéressons-nous au monde énigmatique de la science et aux merveilles qu'elle peut nous révéler sur l'huile de coco.

Ce n'est un secret pour personne que l'huile de coco est devenue le centre d'intérêt de nombreuses études scientifiques, en particulier ces dernières années. L'une d'entre elles, publiée dans l'International Journal of Molecular Sciences en 2018, a révélé que les acides gras présents dans l'huile de coco ont des propriétés antimicrobiennes et anti-inflammatoires. ça ne vous paraît pas incroyable ? Non seulement vous nourrissez votre peau, mais vous la protégez également, tout cela grâce à l'application d'huile de coco.

Vous vous souvenez que nous avons parlé de la capacité de l'huile de coco à pénétrer profondément dans la peau ? Voici pourquoi : l'huile de coco est riche en triglycérides à chaîne moyenne (TCM), qui sont facilement absorbés par la peau, comme le souligne M. P. Latha dans son ouvrage "Coconut Oil : A Review" (2013). Imaginez maintenant les TCM comme de petits travailleurs, transportant les nutriments et l'humidité dans les couches les plus profondes de votre peau, travaillant sans relâche pour la garder saine et radieuse.

Ce voyage à travers les mystères et les bienfaits de l'huile de coco a certainement été fascinant. Comme la brise marine d'un après-midi doux de Bali, nous avons flotté à travers les champs de cocotiers, touché la douceur de l'huile de coco et découvert ses incroyables bienfaits. À chaque étape, j'ai senti votre présence, votre curiosité et votre enthousiasme. Et c'est là, cher lecteur, l'une des choses les plus gratifiantes pour un conteur.

En résumé, l'huile de coco est un puissant hydratant, pénétrant et protecteur pour votre peau, un don précieux de la nature qui est essentiel dans la pratique du massage balinais. Et vous, au fil des pages de ce livre, vous acquérez les connaissances nécessaires pour l'utiliser au mieux.

Mais, cher ami, notre voyage n'est pas encore terminé. Dans le chapitre suivant, "Au-delà des techniques : La connexion émotionnelle dans le massage", nous explorerons un aspect tout aussi vital du massage balinais, la connexion émotionnelle. Après tout, le massage balinais n'est pas qu'une question de techniques et d'huiles, c'est aussi un chemin vers la connaissance de soi et la guérison. Êtes-vous prêt à poursuivre ce merveilleux voyage ? Je vous promets qu'il en vaudra la peine !

Chapitre 7 : Au-delà des techniques : La connexion émotionnelle dans le massage

Bonjour, cher lecteur. Nous nous retrouvons, prêts à plonger dans un nouvel océan de connaissances ? Après tout, les voyages que nous entreprenons ensemble ont une substance incomparable, ne pensez-vous pas ?

Jusqu'à présent, nous avons découvert les merveilles de l'île de Bali, nous nous sommes aventurés dans l'équilibre intérieur et les mystères de l'ancienne tradition de guérison du massage balinais. Nous avons exploré la beauté des techniques, l'énergie de nos mains et la miraculeuse huile de coco. Mais comme un ancien rocher de plage balinais sculpté par le temps et la mer, il y a encore d'autres couches à explorer.

La technique, bien sûr, est cruciale dans le massage balinais. Mais dites-moi, combien de fois vous êtes-vous senti déconnecté lors d'une séance de massage, malgré les compétences techniques du thérapeute ? Combien de fois avez-vous senti qu'il manquait quelque chose ? Un élément, peut-être, plus profond et plus humain ?

Laissez-moi vous présenter la couche émotionnelle de l'expérience du massage. Car le massage balinais n'est pas qu'une question de techniques et d'huiles ; c'est une question de connexions, d'émotions, d'empathie et de compréhension. Comme le suggère David Lauterstein dans "The Deep Massage Book" (2012), un bon massage va au-delà des compétences physiques ; c'est un voyage de deux âmes dans lequel le thérapeute et le client explorent les territoires de la guérison.

Qu'entend-on exactement par connexion émotionnelle dans le domaine du massage ? Imaginez un pont entre deux personnes. Ce pont permet aux émotions, aux expériences et à la compréhension de circuler entre elles. Dans le contexte du massage, ce pont est construit grâce à l'empathie du thérapeute, sa capacité à lire et à répondre aux besoins émotionnels du client.

Vous, cher ami, connaissez les techniques. Vous savez comment bouger vos mains, comment appliquer l'huile, comment travailler les muscles et les tissus, mais êtes-vous prêt à franchir ce cap ? Êtes-vous prêt à vous connecter émotionnellement avec vos clients, à devenir un thérapeute du corps et de l'âme ?

Je crois que oui. Parce que chaque mot que vous avez lu jusqu'à présent, chaque concept que vous avez exploré, vous a préparé à ce moment. C'est la prochaine étape de votre voyage. Êtes-vous enthousiaste ? Je sais que vous l'êtes. Alors respirons ensemble, faisons une pause et préparons-nous à cette nouvelle découverte, car, comme le soleil levant sur les rizières de Bali, c'est une nouvelle journée pleine d'apprentissage et d'enthousiasme qui nous attend. Êtes-vous prêt ? Faisons-le ensemble.

Mais comment ce lien émotionnel se crée-t-il réellement au cours d'un massage ? Comme le dit Carl Rogers, psychologue et l'un des fondateurs de la psychothérapie humaniste, dans son ouvrage "Devenir une personne" (1961), l'"empathie" et le "regard positif inconditionnel" sont essentiels. Vous souvenez-vous de la dernière fois où vous avez ressenti une véritable empathie à l'égard de quelqu'un ? C'était lorsque vous vous sentiez vraiment à l'écoute des sentiments et des émotions de l'autre personne, n'est-ce pas ?

C'est la même empathie qu'il faut appliquer lors d'une séance de massage balinais. Vous voyez comme tout commence à s'enchaîner ? Je vous avais dit que ce voyage serait extraordinaire.

Et voici la partie à laquelle vous ne vous attendez peut-être pas. La connexion émotionnelle n'est pas une voie à sens unique. Il ne s'agit pas seulement pour le thérapeute de comprendre son client. Il faut aussi que le client comprenne le thérapeute. N'oubliez pas que nous parlons d'un pont, et que les ponts se croisent dans les deux sens.

Avez-vous déjà entendu parler des "neurones miroirs" ? Ce terme vous est probablement familier si vous avez lu le livre "Mirroring People : The Science of Empathy and How We Connect with Others" (Le miroir des gens : la science de l'empathie et la façon dont nous nous connectons aux autres) de Marco Iacoboni (2009). En bref, ces neurones sont responsables de la façon dont nous comprenons et ressentons les émotions et les actions des autres.

Voyez-vous le lien vers le massage ? Oui, vous le voyez. Lors d'une séance de massage balinais, ces neurones miroirs peuvent vous aider à entrer en contact avec votre client à un niveau plus profond. En observant et en ressentant les réactions de votre client, vous pouvez ajuster votre approche afin de lui offrir une expérience de massage plus personnalisée et plus efficace. Mais, en même temps, votre client observe et ressent vos actions. Et si vous êtes vraiment présent et engagé, vos clients le remarqueront. Et, croyez-moi, c'est l'expérience dont ils se souviendront.

Mais voici la partie la plus difficile. Chaque personne est un univers en soi. Chacun d'entre nous a des émotions, des expériences et des réactions uniques. Il n'existe pas de manuel unique qui vous dise comment vous connecter émotionnellement avec chaque client. Mais n'est-ce pas aussi passionnant ? Chaque séance de massage est un nouveau défi, une nouvelle occasion d'apprendre et de progresser.

Je sais que tout cela peut sembler un peu écrasant. Mais ne vous inquiétez pas, vous êtes sur la voie d'un apprentissage et d'une amélioration constants. Ne vous inquiétez pas si vous ne parvenez pas à la perfection dès le départ. N'oubliez pas que même les masseuses balinaises les plus expérimentées ont dû commencer quelque part. L'important est que vous soyez prête à apprendre, à vous adapter et, surtout, à vous connecter.

Alors, êtes-vous prêt à plonger dans ce monde passionnant des connexions émotionnelles dans le massage ? Car, comme un bon livre, il s'agit d'une aventure qui devient de plus en plus intrigante à chaque page que vous tournez. Poursuivez votre lecture, car il y a encore beaucoup à découvrir.

Cette connexion émotionnelle dont nous avons parlé implique également un certain degré de vulnérabilité. Vous souvenez-vous du concept de "courage" abordé par Brené Brown dans son livre "Daring Greatly" (2012) ? En substance, il s'agit de s'autoriser à être présent et ouvert à des expériences incertaines, risquées et émotionnellement exposées. Cela peut être assez intimidant, n'est-ce pas ? Mais laissez-moi vous dire que le courage n'est pas l'absence de peur, mais la capacité à aller de l'avant malgré elle.

Imaginez un instant que vous êtes dans une séance de massage balinais. Votre client est arrivé avec une tension visible, les rides du front et les épaules tendues sont un livre ouvert. Au début de la séance, vous vous rendez compte qu'il ne s'agit pas seulement d'une tension physique, mais aussi d'une tension émotionnelle. Ce client traverse une période difficile, il porte un fardeau qui doit être libéré.

C'est là que le courage entre en jeu. Vous avez le choix de vous contenter d'appliquer les techniques de massage que vous avez apprises ou d'oser aller plus loin, de vous ouvrir à cette connexion émotionnelle, d'apporter un soutien et une compréhension qui dépassent le cadre purement physique. Vous pouvez choisir de vous ouvrir à cette connexion émotionnelle, d'apporter un soutien et une compréhension qui vont au-delà de l'aspect purement physique. Vous rendez-vous compte de l'opportunité qui s'offre à vous ?

C'est l'exemple d'un massothérapeute appelé I Made, que j'ai rencontré lors de mon voyage à Bali. I Made n'était pas seulement un massothérapeute, c'était un véritable guérisseur. Je me souviens d'une fois où il m'a raconté l'histoire d'une de ses clientes, une femme qui luttait contre la perte d'un être cher. Pendant les séances de massage, I Made ne s'est pas contenté de soulager sa douleur physique, il a également osé faire de la place à sa douleur émotionnelle.

Au fur et à mesure qu'elle poursuivait son travail, le massage s'est transformé en quelque chose de plus. Il est devenu un espace sûr où elle a pu libérer ses émotions, faire son deuil et commencer à guérir. Alors que je n'avais pas toutes les réponses, elle a offert quelque chose de tout aussi précieux : sa présence, son empathie et sa volonté de partager et de supporter ce fardeau émotionnel. C'est de cette véritable connexion émotionnelle dont nous parlons.

Et croyez-moi, c'est l'expérience dont elle se souviendra. Non seulement le soulagement physique du massage, mais aussi cette véritable et profonde connexion humaine. C'est la beauté et le pouvoir du massage balinais lorsqu'il est associé à une connexion émotionnelle authentique.

De telles connexions ne sont pas toujours faciles, et vous pouvez rencontrer des situations qui vous mettent au défi et vous font sentir mal à l'aise. Mais vous savez quoi ? C'est exactement ce qui nous fait grandir, à la fois en tant que professionnels et en tant qu'individus. Chaque client, chaque expérience, est une occasion d'apprendre, de faire preuve d'empathie et de devenir de meilleurs massothérapeutes et de meilleures personnes.

Alors, êtes-vous prêt à oser, êtes-vous prêt à vous ouvrir à la possibilité de connexions plus profondes et plus authentiques ? Parce que, je vous le promets, le voyage en vaut la peine. Nous allons donc continuer.

Vous rendez-vous compte à quel point cette pratique peut être profondément transformatrice ? Non seulement pour les clients que vous traitez, mais aussi pour vous-même. Et ce n'est pas seulement une question de technique, de mouvements appris ou de routines suivies. C'est une question de cœur, de courage et de connexion.

Telle est la véritable signification du massage balinais, l'essence qui va au-delà des techniques et pénètre dans le royaume de l'âme. Comme le disait le célèbre thérapeute John Upledger dans son ouvrage "Craniosacral Therapy" (1983), il s'agit d'une forme d'"art corporel" dans lequel le masseur devient l'artiste et le corps du client la toile. Et l'art véritable, comme nous le savons tous, exige non seulement de l'habileté, mais aussi du cœur.

N'oubliez pas qu'il ne s'agit pas seulement de soulager des douleurs musculaires ou des tensions physiques. Il s'agit d'être un phare de lumière dans les moments sombres de quelqu'un, d'être un port sûr au milieu d'une tempête. Il s'agit de voir au-delà des mots et des apparences et de se connecter au cœur même de notre humanité.

Dans ce chapitre, nous avons exploré l'importance de la connexion émotionnelle dans le massage balinais et la manière dont elle peut enrichir et approfondir vos séances de massage. Nous avons abordé le concept d'empathie et la manière de la cultiver, et exploré comment l'ouverture à la vulnérabilité et au courage peut ouvrir la voie à des expériences de guérison plus profondes.

Maintenant que vous êtes arrivé jusqu'ici, êtes-vous prêt à passer à l'étape suivante ? Car, je vous le promets, le voyage ne fait que commencer.

Dans le prochain chapitre, nous nous plongerons dans le monde fascinant des rituels balinais et nous verrons comment ils apportent une dimension spirituelle au massage. Nous découvrirons les différents rituels, leur signification et la manière dont ils peuvent être intégrés dans votre pratique du massage afin d'enrichir l'expérience de vos clients.

Il ne s'agit pas seulement d'un voyage de compétences et de techniques, mais aussi d'un voyage de découverte de soi et de transformation. Alors, êtes-vous prêt à continuer ? Parce que, croyez-moi, c'est un voyage que vous ne voudrez pas manquer. Voyons ensemble ce que le prochain chapitre nous réserve, avec la certitude que chaque pas que nous ferons, chaque page que nous tournerons, nous conduira à une compréhension et à une pratique plus approfondies de l'art merveilleux du massage balinais. En avant ! Voyons ce que ce voyage transformateur nous réserve d'autre.

A bientôt dans le prochain chapitre, mon ami.

Chapitre 8 : Rituels balinais : donner une dimension spirituelle au massage

Bienvenue, mon ami, à une nouvelle étape de notre voyage. Jusqu'à présent, vous avez exploré le massage balinais sous de multiples angles, des techniques de base aux aspects plus subtils, comme le lien émotionnel. Cependant, il y a une dimension qui, bien qu'elle ait été mentionnée, n'a pas encore été abordée. Je veux parler de la dimension spirituelle de cette pratique. Bien entendu, nous ne pourrions le faire sans parler des rituels balinais et de leur apport inestimable au massage.

Pourquoi la dimension spirituelle est-elle importante ? Pourquoi, en plus de travailler avec nos mains, avons-nous besoin d'incorporer des rituels dans notre pratique du massage ? Pour répondre à ces questions, il est important de se rappeler que le massage balinais n'est pas seulement un ensemble de techniques, mais une pratique holistique qui englobe l'esprit, le corps et l'âme.

On peut se demander ce que signifie exactement le mot "esprit". Il est difficile de répondre à cette question, car la notion d'"esprit" peut varier considérablement d'une culture à l'autre, voire d'une personne à l'autre. Cependant, dans ce contexte, lorsque nous parlons d'"esprit", nous faisons référence à cette partie de nous qui transcende le physique, qui se connecte à quelque chose de plus grand, au-delà de notre moi individuel.

À Bali, cette idée est très présente. L'île est connue comme "l'île des Dieux", et il n'est pas surprenant que sa culture soit imprégnée d'une profonde spiritualité qui se manifeste dans ses rituels quotidiens, ses temples et, bien sûr, sa pratique des massages.

Certains pourraient affirmer que les rituels ne sont que des actes symboliques, qui n'ont pas d'impact réel. Cependant, il est important de se rappeler les paroles de Carl Jung, le célèbre psychologue suisse, qui, dans "L'homme et ses symboles" (1964), a souligné l'importance des symboles et des rituels dans la psyché humaine. Selon Jung, les rituels ne sont pas de simples performances ; ils sont un moyen de nous connecter à l'inconscient collectif et d'évoquer des énergies qui, autrement, resteraient cachées.

Ainsi, en intégrant les rituels balinais dans notre pratique du massage, nous honorons non seulement la tradition, mais nous approfondissons également notre connexion avec le client et avec nous-mêmes. Mais comment intégrer ces rituels dans nos séances de massage ? C'est précisément ce que nous allons explorer dans ce chapitre.

Commençons par comprendre que les rituels balinais ne sont pas quelque chose que l'on ajoute au massage pour l'embellir, mais qu'ils sont intrinsèquement liés à l'essence même de la pratique. Saviez-vous, par exemple, qu'à Bali il est courant de commencer toute activité, y compris une séance de massage, par une petite offrande et une prière ? Il ne s'agit pas d'un simple acte de courtoisie, mais d'une manière d'invoquer la présence du divin et d'établir un lien sacré. Comme l'a souligné le célèbre anthropologue Clifford Geertz dans "L'interprétation des cultures" (1973), ces offrandes quotidiennes sont une manière de "mettre le monde en ordre", d'établir un pont entre l'humain et le divin, le temporel et l'éternel.

Imaginez maintenant que vous apportiez cette même perspective à votre pratique du massage. Imaginez que vous commenciez chaque séance non pas en appliquant simplement de l'huile et en commençant à travailler avec vos mains, mais en prenant un moment pour honorer l'espace sacré dans lequel vous êtes sur le point d'entrer. Imaginez que vous présentiez une petite offrande, peut-être une fleur ou de l'encens, et que vous prononciez une prière silencieuse demandant conseils et bénédictions pour la séance qui va commencer.

Il ne s'agit pas seulement d'un geste symbolique, mais aussi d'une manière de calibrer votre esprit, de vous rappeler l'importance de ce que vous vous apprêtez à faire. Il ne s'agit pas seulement d'un "travail", mais d'un service, d'une forme de guérison qui a la capacité d'affecter profondément la vie des gens. Comme l'a écrit le célèbre maître de yoga B.K.S. Iyengar dans "Light on Life" (2005), il s'agit d'une forme de "yoga des mains".

Mais ce n'est pas seulement au début de la séance que les rituels balinais peuvent jouer un rôle. Ils peuvent également être intégrés au cours du massage lui-même. Par exemple, à Bali, il est courant d'incorporer des éléments tels que des fleurs et de l'eau sacrée dans le massage. Les fleurs, par leur beauté et leur arôme, servent à embellir l'espace et à élever l'esprit, tandis que l'eau sacrée, bénie dans les temples, est utilisée pour nettoyer et purifier.

À Bali, on croit que chaque élément de la nature porte une énergie unique, une vibration qui peut influencer notre humeur et notre bien-être. En intégrant ces éléments dans notre pratique du massage, nous créons non seulement une expérience sensorielle agréable, mais nous travaillons également avec ces vibrations pour faciliter la guérison. Comme le souligne le célèbre auteur Deepak Chopra dans "Quantum Healing" (1989), nous ne sommes pas des entités isolées, mais des êtres interconnectés en constante interaction avec notre environnement. Par conséquent, en travaillant avec ces énergies naturelles, nous travaillons en fait avec nous-mêmes.

Je vous livre ici un petit secret, ma chère amie : en intégrant des rituels balinais dans votre pratique du massage, vous offrez non seulement une expérience de guérison plus profonde à votre client, mais aussi à vous-même. N'est-ce pas magnifique de constater qu'en prenant soin des autres, nous prenons également soin de nous-mêmes ? Comme le dit le proverbe balinais, "le bonheur est une ombre qui vous suit lorsque vous marchez vers le soleil". Et si nous continuions à marcher ensemble vers ce soleil ?

Laissez-moi vous raconter une histoire pour illustrer le pouvoir des rituels balinais. Imaginez un homme qui s'appelle Putu. Putu est un masseur balinais, tout comme vous. Il vit dans un petit village à l'extérieur d'Ubud, entouré de rizières et de forêt tropicale.

Chaque matin, avant de commencer sa journée de travail, Putu effectue son rituel de purification. Il remplit une petite tasse d'eau bénite et en asperge son espace de massage. Il allume ensuite un bâton d'encens et diffuse les vapeurs purificatrices sur le lit de massage et dans la pièce. Enfin, elle présente un petit panier d'offrandes, fait à la main avec des feuilles de bananier et rempli de fleurs fraîches, d'encens et de riz, et le place sur l'autel de la pièce.

Ce rituel simple mais significatif aide Putu à se concentrer et à se préparer pour la journée à venir. Comme il le dit, il lui rappelle qu'il ne s'agit pas d'un simple travail, mais d'un service sacré, d'une occasion de toucher et d'améliorer la vie des gens.

Imaginons maintenant l'une des clientes de Putu, une femme nommée Linda. Linda est une touriste qui vient à Bali pour se détendre et se ressourcer. Elle a reçu de nombreux massages dans sa vie, mais rien de comparable à ce qu'elle vit dans le salon de massage de Putu.

Lorsque Linda entre dans la pièce, elle est accueillie par un parfum d'encens et de fleurs fraîches, ainsi que par le sourire chaleureux de Putu. Lorsque Putu commence le massage, Linda est enveloppée par le sentiment de paix et de tranquillité que le lieu lui inspire. Le toucher de Putu est ferme mais doux, plein d'attention et de respect. Et tandis que les mouvements de ses mains se synchronisent avec le rythme lent et régulier de la musique balinaise en arrière-plan, Linda est transportée dans un lieu de relaxation profonde et de paix intérieure.

À la fin de la séance, Linda se sent rajeunie, non seulement physiquement, mais aussi émotionnellement et spirituellement. En remerciant Putu et en quittant la pièce, elle sait qu'elle a vécu plus qu'un simple massage. Elle a fait l'expérience d'une rencontre avec le sacré, d'un moment de profonde connexion avec elle-même et le monde qui l'entoure.

Comme dans l'histoire de Putu, les rituels balinais peuvent enrichir votre pratique du massage, en créant une expérience qui va au-delà du physique. Comme le souligne la psychologue Jeanne Achterberg dans son livre Imagery in Healing (1985), lorsque nous activons notre imagination et que nous nous connectons aux aspects les plus subtils de notre expérience, nous pouvons faciliter un processus de guérison beaucoup plus profond.

Et maintenant, mon ami, je te demande : comment pourrais-tu intégrer ces éléments rituels dans ta propre pratique ? Comment pourrais-tu les utiliser pour enrichir l'expérience de tes clients et, en même temps, te nourrir toi-même ? N'oubliez pas que, comme l'a souligné Carl Jung, le célèbre psychologue suisse, dans "Les archétypes et l'inconscient collectif" (1959), "les rituels sont une forme de langage qui façonne et limite les aspects chaotiques et incontrôlables de l'expérience humaine". Et comme tout langage, plus vous le comprenez et le pratiquez en profondeur, plus vous avez le pouvoir d'influencer et de transformer votre monde et celui de ceux que vous touchez de vos mains.

Revenons un instant à Putu - vous êtes-vous déjà demandé à quoi ressemblerait votre vie quotidienne si vous intégriez des rituels similaires dans votre pratique du massage balinais ? Comment cela changerait-il votre relation avec votre travail, vos clients et vous-même ? Quel genre d'impact pensez-vous que cela aurait sur la vie de ceux que vous touchez ?

Comme Putu, chacun d'entre nous a la capacité de créer des rituels qui renforcent notre sens de l'objectif, nous connectent au sacré et nous fournissent une base solide à partir de laquelle nous pouvons offrir nos dons au monde. Ce faisant, vous découvrirez que vous n'offrez pas seulement un service, mais que vous participez à un processus sacré de guérison et de transformation.

Rappelez-vous les mots de Mircea Eliade dans son classique "Le mythe de l'éternel retour" (1949) : "L'homme religieux cherche toujours à recréer le Cosmos en petit dans son environnement immédiat...". Votre espace de massage peut être ce microcosme, un endroit où vos clients peuvent faire l'expérience d'une partie de l'équilibre et de l'harmonie que représente Bali.

Ce chapitre vous a donc amené à explorer la signification et l'importance des rituels balinais dans le massage. Il a teinté le tissu de votre compréhension de nouvelles couleurs, introduisant une dimension sacrée dans votre pratique du massage. Je vous invite à réfléchir à la manière dont vous pouvez intégrer ces rituels dans votre travail, afin d'enrichir votre expérience et celle de vos clients.

C'est ici, mon ami, que nous nous préparons à entamer le prochain chapitre de notre voyage. Un chapitre qui nous emmènera dans le calme et la musique, pour explorer comment ces deux éléments peuvent créer un environnement propice au bien-être et à la guérison. Êtes-vous prêt à découvrir comment le silence peut chanter et la musique peut apaiser ? Si c'est le cas, je vous invite à me rejoindre dans ce nouveau chapitre. Je vous assure que ce sera un voyage fascinant.

Nous voici donc, vous et moi, prêts à explorer les mystères et les merveilles de la musique et du silence dans le contexte du massage balinais. J'espère que vous êtes aussi enthousiaste que moi ! Rendez-vous au prochain chapitre, mon ami.

Chapitre 9 : Silence et musique : créer un environnement propice au bien-être

Imaginez un instant que vous vous trouvez sur une plage déserte de Bali, que le sable blanc et doux s'étend sous vos pieds et que l'eau bleue claire danse autour de vous, déployant sa symphonie de sons : le doux murmure des vagues clapotant sur le rivage, le bruissement lointain des palmiers se balançant dans la brise et, bien sûr, le chant joyeux des oiseaux qui peuplent les arbres environnants. Maintenant, fermez les yeux et laissez cette symphonie vous envelopper, vous détendre, vous apaiser. À ce moment-là, vous sentiriez-vous plus ou moins prêt à recevoir un massage ?

La réponse est probablement "plus", n'est-ce pas ? Ce n'est pas une coïncidence. L'environnement dans lequel un massage est pratiqué peut avoir un impact considérable sur l'efficacité du massage. L'un des éléments les plus importants de cet environnement est le son... ou l'absence de son.

Je parle de la musique et du silence.

À ce stade, vous vous demandez peut-être quel est le rôle de la musique dans le massage balinais ? Et le silence ? Le massage lui-même ne suffit-il pas ? Vous vous souvenez peut-être de notre discussion au chapitre 2, où nous expliquions que le massage balinais est plus qu'une simple technique de manipulation physique. C'est un chemin vers l'équilibre et le bien-être, un voyage qui implique non seulement le corps, mais aussi l'âme et l'esprit. La musique et le silence sont deux outils puissants que nous pouvons utiliser pour faciliter ce voyage.

La musique, en particulier, a le pouvoir unique d'affecter notre état émotionnel et mental. Comme l'a dit Friedrich Nietzsche dans "L'origine de la tragédie" (1872), "sans musique, la vie serait une erreur". Cette vérité est reconnue non seulement par les philosophes et les poètes, mais aussi par les scientifiques. En effet, de nombreuses études ont montré que la musique peut réduire l'anxiété, améliorer l'humeur et même soulager la douleur.

D'autre part, le silence, souvent sous-estimé, peut être tout aussi puissant. Dans notre monde moderne plein de bruits et de distractions, le silence peut être un baume pour notre esprit surstimulé. Le musicien et philosophe John Cage, célèbre pour sa composition 4'33" composée de quatre minutes et trente-trois secondes de silence, a déclaré : "Le silence vide n'existe pas. Il y a toujours quelque chose à écouter dans le silence". Et dans cet espace d'écoute, nous pouvons trouver la paix, la clarté et même la guérison.

Comment pouvons-nous utiliser la musique et le silence dans notre pratique du massage balinais pour améliorer l'expérience de nos clients et renforcer les bienfaits du massage ? C'est la question que nous allons explorer en profondeur dans ce chapitre. Êtes-vous prêt à vous embarquer dans ce voyage sonore avec moi, mon ami ? Êtes-vous prêt à ouvrir vos oreilles et votre cœur à une nouvelle dimension de la pratique du massage balinais ? Si la réponse est oui, je vous encourage à lire la suite.

Commençons par examiner le rôle de la musique dans le massage balinais. Il existe une grande variété d'options musicales que vous pouvez utiliser pour créer une atmosphère propice au massage, des mélodies balinaises traditionnelles aux sons de la nature, en passant par une musique d'ambiance douce. Mais n'importe quelle musique ne fait pas l'affaire. La musique choisie doit être cohérente avec l'objectif du massage balinais qui, comme vous vous en souvenez dans les chapitres précédents, est de promouvoir l'harmonie et l'équilibre entre le corps, l'âme et l'esprit.

À cet égard, les recherches de Daniel J. Levitin, dans son livre "This Is Your Brain on Music" (2006), nous fournissent de précieuses indications. Levitin, neuroscientifique et musicien, a découvert que la musique au rythme lent et régulier peut contribuer à réduire le rythme cardiaque et la pression artérielle, et induire un état de relaxation. C'est logique si l'on considère que notre réaction au rythme musical est liée à notre système nerveux autonome, qui régule les fonctions corporelles telles que la respiration et le rythme cardiaque.

Par conséquent, une musique au rythme lent et régulier, imitant le rythme d'un cœur au repos, peut aider à préparer le corps du client au massage et à le maintenir dans un état de relaxation tout au long de la séance. Bien entendu, la musique ne doit pas être trop forte ou intense au point de distraire ou de déranger. Après tout, l'objectif est de faciliter la concentration et la relaxation, et non de les interrompre.

D'autre part, il est également important de tenir compte de la tonalité et de la texture de la musique. Comme le mentionne Oliver Sacks dans "Musicophilia : Tales of Music and the Brain" (2007), la musique peut évoquer un large éventail d'émotions et de souvenirs. La musique que vous choisissez doit donc être de nature à évoquer des sentiments de tranquillité et de paix. Les sons de la nature, tels que les vagues de l'océan, la pluie fine, le chant des oiseaux, entre autres, peuvent être utiles.

N'oublions pas qu'il s'agit d'un massage balinais. Il convient donc d'intégrer des éléments de la musique traditionnelle balinaise, souvent très rythmée et utilisant des instruments tels que le gamelan.

Êtes-vous prêt à explorer l'univers des sons que vous pouvez utiliser pour améliorer vos massages ? Je vous assure que l'expérience sera aussi enrichissante pour vous que pour vos clients. La musique a la capacité de nous transporter, de nous transformer, de nous connecter à cette partie de nous-mêmes qui est profonde, émotionnelle et authentiquement humaine. Et lorsque cette musique est associée à l'art du massage balinais, l'expérience peut être, tout simplement, sublime.

Vous êtes donc arrivé jusqu'ici, cher lecteur, en partageant ce voyage d'exploration sonore et vibratoire. Maintenant, alors que nous poursuivons notre découverte, permettez-moi de vous emmener sur un chemin légèrement différent mais tout aussi important. Plongeons dans le pouvoir du silence.

Le silence ? dans un massage ? mais bien sûr ! Bien que cela puisse sembler une contradiction dans les termes, rien ne pourrait être plus éloigné de la vérité. Comme l'a dit Claude Debussy, le grand compositeur français : "La musique est dans le silence entre les notes". Et si nous appliquions cette philosophie à notre pratique du massage balinais ?

Le silence est un élément fondamental pour créer un environnement propice au bien-être. Comme la musique, le silence peut être un outil puissant pour induire la relaxation et la concentration. De plus, le silence peut être un allié dans le processus de guérison.

En fait, les recherches de Robert Jahn et Brenda Dunne, présentées dans leur ouvrage "Margins of Reality : The Role of Consciousness in the Physical World" (1987), suggèrent que le silence peut avoir un impact profond sur notre humeur et notre bien-être général. Ils ont constaté que dans les espaces calmes, les sujets rapportaient une augmentation de la concentration, de la clarté mentale et de la satisfaction générale.

N'oubliez pas que pendant un massage, nous sommes en communication constante avec le client. Et non, je ne parle pas seulement de mots. Nos gestes, notre énergie, nos mains et même notre silence en disent long. Dans le silence, nous sommes en mesure d'écouter plus profondément, à la fois nous-mêmes et le client.

Permettez-moi de vous donner un exemple. Imaginez que vous êtes en train de faire un massage. Les notes douces et enveloppantes de la musique balinaise circulent dans la pièce, créant une atmosphère de tranquillité. Puis, il arrive un moment où vous décidez d'éteindre la musique. Que se passe-t-il alors ? Vous devenez plus conscient des sons subtils, du rythme de la respiration du client, de son rythme cardiaque, du mouvement de vos propres mains. Dans ce silence, vous vous sentez plus connecté, plus présent.

Le silence peut également offrir au client un espace de réflexion et de traitement de ses expériences pendant le massage. C'est souvent dans le silence que nous trouvons les réponses que nous cherchions. Comme l'a dit le célèbre compositeur et pianiste Ludwig van Beethoven : "La musique est le médiateur entre la vie spirituelle et la vie sensorielle". Et, à bien des égards, le silence fait partie intégrante de cette musique.

Ainsi, la prochaine fois que vous pratiquerez un massage balinais, je vous encourage à explorer le pouvoir du silence. Appréciez-le, donnez-lui de l'espace et comprenez que parfois, le silence peut être la plus belle note de la symphonie de notre pratique du massage balinais. Êtes-vous prêt pour ce voyage d'exploration du son et du silence ? Êtes-vous prêt à ressentir le pouvoir du silence et la façon dont il peut améliorer votre pratique du massage balinais ?

Pour conclure ce chapitre, passons brièvement en revue ce que nous avons appris. Tout d'abord, nous avons exploré l'importance de la musique dans la création d'une atmosphère de bien-être. Nous avons abordé la diversité des sons et des styles musicaux qui peuvent être utilisés dans un massage balinais, des gongs et cymbales du gamelan aux mélodies apaisantes et flottantes de la flûte de bambou.

Nous avons compris que la musique, comme le massage, est une forme de langage, une façon de communiquer des émotions et des expériences. Et comme dans un bon dialogue, il est important d'écouter autant que de parler. Cela nous a conduits à la partie suivante de notre voyage : le pouvoir du silence.

Nous explorons comment le silence peut agir comme un amplificateur de conscience, nous permettant de percevoir des sons et des signaux subtils qui peuvent être manqués dans un environnement bruyant. Nous discutons de la façon dont le silence peut offrir un espace de réflexion et d'introspection pour le thérapeute et le client.

Nous terminons ce chapitre par une invitation : une invitation à explorer et à expérimenter le son et le silence dans votre propre pratique du massage balinais. Parce qu'en fin de compte, chaque séance de massage est unique, et ce qui fonctionne le mieux, c'est ce qui fonctionne le mieux pour vous et votre client.

Et maintenant, que diriez-vous de passer à autre chose ? Dans le prochain chapitre, nous allons explorer un aspect de la pratique du massage balinais qui est souvent sous-estimé mais incroyablement puissant : la respiration. Saviez-vous que la façon dont vous respirez peut influencer directement la qualité de votre massage ? Et que vous pouvez utiliser la respiration comme un outil pour améliorer votre connexion avec votre client ?

Alors oui, cher lecteur, un merveilleux voyage nous attend. Et dans ce voyage, vous et moi sommes des compagnons. Au fur et à mesure que nous avançons, je veux que vous sachiez que je suis là avec vous, à chaque étape, pour partager avec vous ce que j'ai appris au cours de ma propre exploration du monde merveilleux du massage balinais. Alors, êtes-vous prêt à respirer, à explorer et à découvrir la magie du massage balinais ? C'est parti !

Chapitre 10 : Le rôle de la respiration : Le lien entre la respiration et le toucher

Saviez-vous que votre respiration peut être un guide puissant, un phare dans l'obscurité qui peut guider vos mains vers les zones qui ont besoin de votre attention ? Et que le rythme de votre respiration peut calmer non seulement votre corps, mais aussi l'esprit et le mental de votre client ?

Ce chapitre est consacré à la magie qui s'opère lorsque votre respiration et vos mains agissent en harmonie lors d'un massage balinais. Mais avant d'entrer dans les détails, permettez-moi de vous poser une question : avez-vous déjà réfléchi à l'importance de votre respiration dans vos activités quotidiennes, au-delà du simple fait qu'elle vous maintient en vie ?

La respiration est une chose que nous avons tendance à considérer comme acquise. Elle nous accompagne du jour de notre naissance au jour de notre mort, et pourtant nous lui accordons rarement l'attention qu'elle mérite. Comme le dit Thich Nhat Hanh dans son livre "The Miracle of Mindfulness" (1975), "la respiration est le pont qui relie la vie à la conscience, qui relie votre corps à vos pensées".

Vous vous dites peut-être : "Cela semble merveilleux, mais quel est le rapport avec le massage balinais ? En fait, cela a beaucoup à voir avec le massage balinais. Dans la tradition du massage balinais, la respiration est considérée comme un élément essentiel, un fil qui relie le toucher, le mouvement et l'intention.

Lorsque vous effectuez un massage, votre respiration peut être un guide, un miroir de vos émotions et de vos tensions. Lorsque vous êtes nerveux ou anxieux, votre respiration devient rapide et superficielle. Lorsque vous êtes calme et centré, votre respiration est lente et profonde. De la même manière, la respiration de votre client peut vous donner des indices sur son état émotionnel et physique. Une respiration rapide et superficielle peut être le signe d'une anxiété ou d'une douleur, tandis qu'une respiration lente et profonde peut être un signe de détente et de confiance.

En ce sens, la respiration n'est pas seulement un processus physiologique, mais aussi une forme de communication, une façon d'écouter et de répondre aux besoins de votre client. Comme le toucher, la respiration peut être un outil permettant d'établir une connexion émotionnelle, de créer un espace de confiance et de sécurité où la guérison peut avoir lieu.

Et le plus intéressant, c'est que, comme le toucher, la respiration est quelque chose que vous pouvez apprendre à contrôler et à utiliser consciemment. Tout au long de ce chapitre, je vous montrerai comment vous pouvez le faire, comment vous pouvez transformer votre respiration en un outil puissant pour améliorer votre pratique du massage balinais.

Alors, êtes-vous prêt à commencer, êtes-vous prêt à explorer le monde merveilleux de la respiration et à découvrir comment elle peut transformer votre massage balinais de quelque chose de bon à quelque chose de vraiment extraordinaire ? Si votre réponse est oui, prenez une profonde inspiration et commençons. N'oubliez pas que la respiration est un voyage, et que dans ce voyage, vous et moi sommes partenaires. Êtes-vous prêt à respirer ensemble ?

Voyons maintenant quelques notions plus avancées sur la respiration dans la pratique du massage balinais. Pour ce faire, j'aimerais vous présenter un auteur qui s'est penché sur ce sujet : James Nestor, dans son livre "Breath : The New Science of a Lost Art" (2020). Nestor présente une série de recherches scientifiques qui soutiennent l'importance de la respiration et la manière dont elle peut influencer notre santé et notre bien-être. Mais plus encore, il nous rappelle la beauté de cette simple fonction vitale, que les praticiens du massage balinais connaissent depuis des siècles.

Selon Nestor, une respiration consciente et contrôlée peut améliorer notre santé, réduire le stress et augmenter notre concentration et notre efficacité, autant d'éléments essentiels à la pratique du massage balinais. Imaginez que quelque chose d'aussi simple que la respiration puisse avoir un impact aussi important.

Prenons un exemple concret. Supposons que vous commenciez une séance de massage. Vous êtes un peu nerveux, c'est peut-être votre premier client de la journée ou vous êtes un peu fatigué. En observant votre respiration, vous remarquez qu'elle est rapide et superficielle. Maintenant, en utilisant les techniques décrites par Nestor dans son livre, vous prenez quelques respirations profondes et contrôlées, en vous concentrant sur chaque inspiration et chaque expiration. Au fur et à mesure que votre respiration se ralentit, vous remarquez que votre nervosité diminue. Vous vous sentez plus présent, plus concentré. Vous êtes maintenant prêt à commencer le massage.

Tel est, cher lecteur, le pouvoir de la respiration. Comme le dit Nestor, "une respiration plus ample et plus profonde peut nous aider à vivre une vie plus ample et plus profonde". Il en va de même pour notre travail de masseur. Une respiration plus ample et plus profonde peut nous aider à donner un massage plus ample et plus profond.

Au fil de votre lecture, je vous invite à explorer votre propre respiration. Apprenez à l'écouter, à la sentir, à la laisser vous guider. Cela vous permettra non seulement d'améliorer votre pratique du massage, mais aussi de vivre une vie plus consciente et plus épanouie.

Et, comme le rythme doux et régulier de votre respiration, continuons à aller de l'avant, à approfondir ce sujet fascinant. N'oubliez pas que chaque inspiration est l'occasion d'apprendre quelque chose de nouveau et que chaque expiration est l'occasion de se débarrasser de ce qui ne nous sert plus. Alors respirons ensemble et voyons où le vent nous mène.

Maintenant, prenons une grande respiration et allons plus loin. Dans son inoubliable ouvrage "Le pouvoir du présent" (1997), Eckhart Tolle nous enseigne que la présence est l'une des clés d'une vie épanouie. Et qu'est-ce qui nous ancre davantage dans le présent que notre propre respiration ?

Tolle écrit : "Prêtez attention à votre respiration, sentez le flux d'air qui entre et sort de votre corps, sentez l'air et la vie qu'il apporte, sentez le moment présent". Comment appliquer ce principe dans notre travail avec le massage balinais ?

Imaginez que vous travaillez sur un point de tension particulièrement difficile dans le dos d'un client. Vous sentez la résistance sous vos doigts, la tension accumulée dans les muscles. Tout en travaillant, vous synchronisez votre respiration avec celle de votre client. Inspirez quand il inspire. Expirez lorsqu'il expire. Vous remarquez que lorsque votre client expire et que son corps se détend, vous pouvez appuyer un peu plus profondément. Comme vous respirez tous les deux ensemble, le point de tension commence à céder, à se détendre.

Avez-vous remarqué que la respiration peut devenir un outil puissant dans notre travail ? Non seulement elle nous aide à rester concentrés, mais elle nous permet également de nous mettre à l'écoute de nos clients d'une manière plus profonde et plus empathique. En apprenant à respirer ensemble, nous commençons à bouger ensemble, à travailler ensemble, à guérir ensemble. Comme une danse, un échange d'énergie, tout coule avec la respiration.

La respiration est aussi notre guide et notre salut dans les moments de stress ou d'épuisement. Comme l'écrit Thich Nhat Hanh dans son livre "The Miracle of Mindfulness" (1975), "Si vous sentez que vous perdez le contact avec le présent, que vous vous perdez dans la pensée ou l'inquiétude, revenez à votre respiration. La respiration est le pont qui relie la vie à la conscience.

Alors, cher lecteur, permettez-moi de vous rappeler une fois de plus l'importance de votre respiration. Permettez-vous de respirer pleinement et profondément. Permettez-vous d'être présent à chaque instant, à chaque toucher, à chaque soupir de soulagement de vos clients. Laissez-moi vous guider alors que nous poursuivons ce voyage ensemble, respiration après respiration, mot après mot, massage après massage. Êtes-vous prêt à aller de l'avant, mon ami, parce que je suis prêt à continuer à partager ce voyage avec vous !

Nous voici donc, mon cher ami, à la fin de ce profond voyage sur la connexion entre la respiration et le toucher. Nous avons exploré ensemble le pouvoir de la respiration consciente, la façon dont elle peut améliorer notre travail et transformer nos vies.

Nous avons cité les grands penseurs, tels que Eckhart Tolle et Thich Nhat Hanh, et vu comment leurs paroles résonnent avec notre propre expérience. N'est-ce pas fascinant, la façon dont les différents fils de la sagesse s'entrelacent pour former un tissu de compréhension plus large ?

J'ai partagé avec vous mes pensées et mes expériences, je vous ai posé quelques questions auxquelles vous pouvez réfléchir et je vous ai demandé de réfléchir à votre propre respiration, de ressentir son pouvoir et sa grâce. N'est-ce pas étonnant que quelque chose d'aussi simple puisse avoir un impact aussi profond ?

Mon ami, si tu retiens quelque chose de ce chapitre, que ce soit ceci : La respiration est un outil, un guide et un cadeau. C'est un élément essentiel de notre pratique du massage balinais et une source inépuisable de bien-être et d'équilibre. Alors, à chaque instant, n'oubliez pas de respirer.

Maintenant, que diriez-vous d'aller de l'avant ? Je suis très enthousiaste à l'idée de la suite. Dans notre prochain chapitre, nous explorerons la philosophie du Tri Hita Karana, qui signifie "Trois causes de bien-être". Il s'agit d'un principe balinais qui parle d'harmonie entre l'homme et Dieu, l'homme et l'homme, et l'homme et l'environnement.

Ce principe est un élément fondamental de la culture balinaise et il est également un élément fondamental de notre pratique du massage balinais. Il nous guide à travers chaque toucher, chaque geste, chaque intention, en nous aidant à créer un espace de bien-être et d'équilibre pour nous-mêmes et nos clients. Êtes-vous prêts à faire ce voyage ensemble ? Je suis sûre que, comme toujours, ce sera une aventure fascinante et enrichissante. Alors respirez profondément, mon ami, et quand vous serez prêt, passez à la page suivante - à bientôt dans le prochain chapitre !

Chapitre 11 : La philosophie Tri Hita Karana : intégrer l'harmonie dans la pratique

Une chaleureuse accolade mon ami, nous nous retrouvons dans un nouveau chapitre de notre voyage, prêts à découvrir un principe balinais fondamental qui guidera notre pratique et qui, en effet, peut transformer notre vie. Avant d'aborder ce sujet fascinant, permettez-moi de vous poser une question : vous êtes-vous déjà arrêté pour réfléchir à la nature de l'harmonie ?

L'harmonie est un équilibre, une danse subtile d'éléments qui, ensemble, créent une composition exquise, que ce soit dans la musique, l'art ou la vie elle-même. C'est une sorte de fluidité et de rythme qui fait que tout fonctionne dans l'union et la cohésion. Dans ce chapitre, nous allons explorer la philosophie Tri Hita Karana, une philosophie balinaise qui se traduit par "Les trois causes du bien-être". Il s'agit d'un enseignement qui nous montre comment atteindre une harmonie sacrée entre nous-mêmes, le monde naturel et le divin.

Tout d'abord, il est important de comprendre que la philosophie Tri Hita Karana n'est pas seulement une croyance spirituelle, c'est un mode de vie qui imprègne toutes les activités de la vie à Bali, de l'agriculture à l'architecture en passant par les célébrations et, bien sûr, notre massage balinais bien-aimé. Tout à Bali est imprégné de cette philosophie en trois parties qui cherche à équilibrer les relations entre les humains, la nature et le divin.

Les Balinais comprennent que la vie est un équilibre délicat, une danse sacrée qui doit être honorée et maintenue. Tri Hita Karana nous rappelle que nous ne vivons pas isolés dans ce monde, que notre existence est profondément liée à celle des autres et au monde naturel. Le succès et le bien-être ne se mesurent pas seulement à la richesse matérielle ou à la réussite personnelle, mais aussi à la santé de nos relations et à notre capacité à vivre en harmonie avec tout ce qui nous entoure.

Comment votre vie quotidienne changerait-elle si vous commenciez à voir les autres, la nature et le divin non pas comme des forces séparées, mais comme une partie de votre propre existence, entrelacée dans une danse cosmique d'interdépendance et de réciprocité ?

Si vous n'avez jamais entendu parler de la philosophie du Tri Hita Karana, elle peut vous sembler un peu abstraite, voire intimidante. Mais ne vous inquiétez pas, tout au long de ce chapitre, nous allons la décomposer et l'explorer ensemble, et voir comment vous pouvez l'appliquer dans votre propre vie et dans votre pratique du massage. N'oubliez pas, mon ami, que chaque étape de ce voyage est un pas vers une meilleure compréhension de nous-mêmes, de nos dons et de notre capacité à apporter harmonie et bien-être au monde. Alors, respirez profondément, gardez l'esprit ouvert et le cœur bien disposé, et entrons ensemble dans le monde de Tri Hita Karana.

En approfondissant la philosophie du Tri Hita Karana, il est essentiel de comprendre chacune de ses composantes. Quelles sont les trois "causes de bien-être" mentionnées dans cette philosophie ? Ce sont les relations entre les personnes

(Pawongan), l'environnement naturel (Palemahan) et le divin (Parhyangan). Chacune de ces dimensions représente une arête du même joyau de l'existence, une partie de la grande danse de la vie.

La relation entre les personnes (Pawongan) fait référence à notre interaction et à notre coexistence avec les autres. Chacune de nos actions a un effet sur les personnes qui nous entourent, il est donc crucial de faire attention à la façon dont nous nous comportons et traitons les autres. Comme mentionné dans les chapitres précédents, le respect et l'empathie sont fondamentaux dans la pratique du massage balinais. N'oubliez pas que nous sommes des êtres sociaux par nature. Nous traversons la vie ensemble et il est de notre responsabilité de prendre soin et de respecter les autres.

La relation avec l'environnement naturel (Palemahan) est un autre aspect fondamental de la philosophie Tri Hita Karana. Les Balinais comprennent que le monde naturel n'est pas simplement une ressource à exploiter, mais un don sacré dont il faut prendre soin et qu'il faut honorer. Dans notre pratique du massage, ce principe peut se refléter dans l'utilisation d'ingrédients naturels et durables, ainsi que dans la création d'un espace de pratique qui honore et respecte la beauté naturelle.

Enfin, la relation avec le divin (Parhyangan) nous amène sur le plan spirituel. Dans la vision balinaise du monde, les dieux et le divin imprègnent tous les aspects de la vie, des tâches quotidiennes aux cérémonies les plus sacrées. Dans notre pratique du massage, ce lien avec le divin peut se manifester par la présence et l'intention que nous mettons dans chaque toucher, à chaque instant de la séance. C'est une façon d'honorer le divin en nous-mêmes et dans les autres.

Réalisez-vous à quel point chacune de ces dimensions est présente dans la pratique du massage balinais ? La capacité de toucher avec compassion, l'utilisation d'huiles naturelles et d'éléments de l'environnement, la connexion avec sa propre essence et le respect de l'autre ? Chaque détail est le reflet de la philosophie Tri Hita Karana.

Dans son livre "Ethics in Aesthetics" (2010), le célèbre philosophe P. Svantesson réfléchit à la manière dont l'harmonie et la beauté sont des manifestations de l'éthique en action. Il suggère que nos actions et nos relations sont une forme d'art, une création qui peut être aussi belle et harmonieuse que n'importe quel chef-d'œuvre. De la même manière, notre pratique du massage balinais est une danse des mains, un échange d'énergie, une rencontre entre êtres humains qui, lorsqu'elle est pratiquée avec présence et amour, peut devenir un hymne à l'harmonie et à la beauté de la vie.

Pouvez-vous voir comment cette philosophie de Tri Hita Karana peut être incorporée non seulement dans votre pratique du massage, mais aussi dans tous les aspects de votre vie ?

Permettez-moi de partager avec vous un exemple concret de la façon dont ce principe d'harmonie peut se concrétiser dans la pratique du massage balinais. Imaginez que vous êtes sur le point de donner un massage. Vous avez déjà préparé l'espace avec soin et attention, comme décrit au chapitre 9, "Silence et musique : créer un environnement propice au bien-être". Vous avez pratiqué vos techniques de respiration et vous vous êtes connecté à votre centre, comme nous l'expliquons au chapitre 10, "Le rôle de la respiration : Le lien entre la respiration et le toucher".

Votre client arrive et s'installe dans votre espace de massage. Avant de commencer, vous prenez un moment pour vous connecter à la personne qui se trouve devant vous. C'est l'aspect Pawongan du Tri Hita Karana en action. Vous reconnaissez et respectez l'individualité de votre client, son histoire, ses besoins et son humanité. Ce faisant, vous créez un espace de confiance et de sécurité, dans lequel votre client peut se détendre et s'ouvrir à l'expérience de la guérison.

Puis vous commencez votre massage. Vos mains se déplacent dans une danse fluide et rythmée, en utilisant les techniques que vous avez apprises et affinées. Chacun de vos mouvements est conscient et ciblé, chaque toucher est l'expression de votre respect et de votre appréciation de la beauté et de la divinité inhérentes à la personne qui se trouve devant vous. C'est l'aspect Parhyangan du Tri Hita Karana : reconnaître le divin dans chaque rencontre, chaque moment, chaque toucher.

Tout dans votre espace de massage est aligné sur le respect et l'harmonie avec l'environnement naturel. Les huiles et les ingrédients que vous utilisez sont naturels et durables, et chaque élément de votre espace de massage a été soigneusement choisi pour créer un environnement accueillant, sûr et en harmonie avec la nature. C'est le Palemahan, la troisième facette du Tri Hita Karana, qui honore notre lien avec la Terre et le monde naturel.

Cet exemple illustre la façon dont chaque aspect de la philosophie Tri Hita Karana est intégré dans la pratique du massage balinais. Mais il ne s'agit pas seulement d'une philosophie du massage, c'est une philosophie de la vie.

Dans son ouvrage phare "Bali and Beyond : Explorations in the Anthropology of Tourism" (2003), l'anthropologue Clifford Geertz évoque l'incroyable capacité de résistance et d'adaptation de la culture balinaise, malgré les changements rapides et les défis du monde moderne. Selon Geertz, l'une des clés de cette résilience est la philosophie Tri Hita Karana. En se concentrant sur l'équilibre et l'harmonie entre les hommes, la nature et le divin, les Balinais ont pu s'adapter et prospérer dans un monde en constante évolution.

Je vous invite donc à réfléchir à la manière dont vous pouvez intégrer ces principes d'équilibre et d'harmonie dans votre propre vie. Comment pouvez-vous honorer votre connexion aux autres, au monde naturel et au divin dans votre vie quotidienne ? Comment pouvez-vous cultiver un sentiment d'équilibre et d'harmonie dans votre pratique du massage et dans tous les aspects de votre vie ?

Vous pouvez commencer par de petits gestes. Il peut s'agir de prendre un moment de gratitude pour la nourriture avant de la manger, afin d'honorer le don de la nature qui vous nourrit. Il peut s'agir de prendre le temps d'écouter vraiment un ami ou un proche, en reconnaissant et en honorant son individualité et son humanité. Ou peut-être s'agit-il simplement de s'asseoir tranquillement pendant quelques minutes chaque jour, en reconnaissant et en honorant la divinité qui réside dans votre propre cœur.

Si nous pratiquons ces petites actions avec intention et attention, elles peuvent commencer à changer notre façon d'être en relation avec le monde qui nous entoure. Avec le temps, elles peuvent nous aider à cultiver un plus grand sens de l'équilibre et de l'harmonie dans notre vie.

Comme l'a dit le grand poète et philosophe français Albert Camus, "Au milieu de l'hiver, j'ai enfin appris qu'il y avait en moi un été invincible" (1952). De la même manière, quel que soit le chaos ou les défis du monde qui nous entoure, nous pouvons toujours trouver un centre d'équilibre et d'harmonie à l'intérieur de nous-mêmes. Et en tant que praticiens de massage, nous pouvons partager ce don d'équilibre et d'harmonie avec les autres par notre toucher et notre présence.

Comme vous l'avez vu tout au long de ce chapitre, la philosophie du Tri Hita Karana offre une puissante feuille de route pour cultiver et maintenir cet équilibre. Elle nous rappelle que nous sommes des êtres interconnectés et que notre bien-être dépend de l'harmonie de nos relations avec les autres, avec la nature et avec le divin.

Mon ami, je te félicite d'être allé si loin dans ce voyage d'apprentissage et de découverte. Chaque pas que vous faites sur ce chemin vous rapproche du masseur et de la personne que vous avez toujours rêvé d'être. Et n'oubliez pas que vous n'êtes pas seul sur ce chemin. Je suis là avec vous, je vous guide, je vous soutiens, je célèbre vos triomphes.

Alors que nous abordons le prochain chapitre de ce livre, "Le massage balinais en tant que méditation : présence et conscience", nous allons explorer ensemble comment la pratique du massage balinais peut devenir une puissante forme de méditation en action. Nous découvrirons comment chaque toucher, chaque respiration, chaque moment présent du massage peut devenir une invitation à la présence et à la pleine conscience. Nous apprendrons comment la pratique du massage peut nous aider à nous connecter plus profondément avec nous-mêmes, avec les autres et avec le moment présent.

Êtes-vous prêt à franchir cette étape passionnante ? Êtes-vous prêt à plonger encore plus profondément dans la beauté et la magie du massage balinais ? Êtes-vous prêt à poursuivre ce voyage de transformation ? Je suis prêt quand vous l'êtes.

Chapitre 12 : Le massage balinais en tant que méditation : présence et conscience

Saviez-vous que la méditation ne consiste pas seulement à s'asseoir tranquillement, les jambes croisées et les yeux fermés ? Il existe un vaste monde de pratiques méditatives qui transcendent cette image traditionnelle. L'une d'entre elles, cher lecteur, est le massage balinais. Oui, vous avez bien lu, le massage balinais peut être une pratique méditative profonde. Comment est-ce possible ? Je suis heureux que vous vous posiez la question.

Vous vous souvenez peut-être de nos chapitres précédents que le massage balinais est basé sur une interaction sincère, respectueuse et présente avec l'autre. Dans cette interaction, ce n'est pas seulement le toucher qui est utilisé, mais aussi une présence pleine et consciente. Par conséquent, chaque fois que vous effectuez un massage balinais, vous pratiquez une forme de méditation en action.

La méditation peut être définie comme une pratique de concentration et d'attention qui nous amène à un état de présence absolue et de pleine conscience. Comme l'a déclaré Jon Kabat-Zinn dans "Full Catastrophe Living" (1990), la méditation "est la conscience qui naît de l'attention, de l'intention, du présent et de l'absence de jugement".

Dans le massage balinais, nous pratiquons ce type de pleine conscience. À chaque toucher, à chaque mouvement de nos mains, nous sommes présents dans l'ici et le maintenant. Et c'est précisément cette présence qui permet à l'énergie de circuler, à la relaxation de s'approfondir et à la guérison de se produire. Nous sommes pleinement dans l'instant, avec la personne qui reçoit le massage, dans la connexion qui s'établit par le toucher.

Cet état de présence et d'attention ne profite pas seulement à la personne qui reçoit le massage. En tant que massothérapeutes, il nous permet également de nous ancrer dans la réalité du présent, de nous déconnecter des soucis et des tensions de la vie quotidienne et d'entrer dans un état de paix et de tranquillité. Chaque massage est une occasion pour vous de pratiquer et d'approfondir votre propre méditation, votre propre connexion à l'ici et au maintenant.

En outre, la présence et la pleine conscience dans le massage ont également un impact direct sur la qualité de la thérapie que vous fournissez. En étant pleinement présent et conscient, vous pouvez mieux vous adapter aux besoins et aux réactions de la personne massée. Vous pouvez percevoir des changements subtils dans la tension musculaire, la respiration, l'énergie. Et vous pouvez répondre à ces changements avec sensibilité et précision, en ajustant votre toucher et vos mouvements pour apporter un maximum de bienfaits et de bien-être.

Il est important de noter que, comme toute autre pratique méditative, la présence et la pleine conscience dans le massage nécessitent de l'entraînement. Au début, vous constaterez peut-être que votre esprit est facilement distrait, que vos pensées vagabondent vers vos soucis quotidiens ou vos projets d'avenir. C'est tout à fait normal. Rappelez-vous que la méditation ne consiste pas à éliminer les pensées, mais à apprendre à ne pas s'y laisser prendre. Comme l'explique Thich Nhat Hanh, célèbre moine bouddhiste et militant pour la paix, dans son livre "Le miracle de la pleine conscience" (1975), la méditation est simplement "la capacité de ramener l'esprit à l'ici et au maintenant, et de rester présent". Ainsi, chaque fois que vous vous retrouvez perdu dans vos pensées pendant un massage, revenez simplement à la sensation de vos mains sur votre peau, au son de votre respiration, à la réalité immédiate de la connexion que vous êtes en train de créer.

Qu'est-ce que cela signifie concrètement ? Comment pouvez-vous cultiver la présence et la pleine conscience dans votre pratique du massage balinais ? C'est ici que nous entrons dans les aspects plus pratiques et spécifiques de ce processus.

L'une des bases les plus essentielles pour cultiver la méditation dans la pratique du massage balinais est de fixer une intention consciente au début de chaque séance. Avant de commencer, prenez le temps de vous centrer, de respirer profondément et de vous connecter à votre intention. Qu'espérez-vous offrir à travers cette séance de massage ? Quel est votre objectif, votre désir, votre but ? Cette intention peut être aussi simple que "être pleinement présent" ou "apporter soulagement et relaxation". En fixant cette intention, vous créez une balise mentale à laquelle vous pouvez revenir chaque fois que votre esprit commence à vagabonder.

À ce stade, il peut être utile de citer la psychologue et auteure Tara Brach qui, dans son livre "Radical Acceptance" (2003), parle de l'importance de fixer une intention consciente dans la pratique de la méditation. Selon Brach, "l'intention est le portail par lequel la pleine conscience entre dans le monde de l'action".

Une autre stratégie efficace consiste à synchroniser votre respiration avec vos mouvements. En inspirant et en expirant consciemment en fonction de vos actions, vous créez un rythme méditatif qui peut vous aider à maintenir votre concentration et votre présence. Par exemple, vous pouvez inspirer lorsque vous déplacez vos mains le long de votre corps et expirer lorsque vous les déplacez vers le bas. Ce rythme respiratoire agit comme un mantra silencieux qui vous permet de rester ancré dans le présent.

Il peut également être utile de rappeler la sagesse de BKS Iyengar, célèbre maître de yoga, qui, dans son livre "Light on Yoga" (1966), a déclaré : "La respiration est le roi de l'esprit". Et dans le contexte du massage balinais, nous pourrions ajouter : le souffle est aussi le roi de la présence.

En bref, la pratique du massage balinais peut être une puissante forme de méditation en action. Grâce à la pleine conscience, à l'attention et à la connexion sincère avec l'autre, chaque séance de massage devient une occasion d'approfondir votre connexion au moment présent, d'entrer dans un état de paix et de tranquillité, et d'offrir le bien-être et la guérison d'une manière plus profonde et plus authentique. La prochaine fois que vous poserez vos mains sur la peau de quelqu'un, rappelez-vous que vous ne touchez pas seulement un corps, mais aussi une âme, que vous créez un moment de silence et de pleine conscience qui peut avoir un impact plus profond que vous ne pouvez l'imaginer. Ainsi, votre travail devient plus qu'un simple travail physique. Il devient un voyage dans l'essence même de l'être humain.

Cependant, cela ne signifie pas que la méditation en massage balinais est facile. En fait, elle peut s'avérer assez difficile, en particulier lorsque vous débutez. Et c'est là que réside la beauté de la chose. Comme toute pratique de méditation, la pleine conscience dans le massage est un processus, un chemin que l'on parcourt pas à pas, instant après instant. Ce n'est pas quelque chose que l'on atteint du jour au lendemain, mais avec de la patience et une pratique constante, cela deviendra une partie intégrante de votre style de vie.

Pour illustrer la façon dont la méditation peut être appliquée à la pratique du massage, partageons une histoire. Il s'agit de l'histoire d'Ana, une masseuse de Séville spécialisée dans le massage balinais. Après avoir appris les techniques et les rituels du massage balinais, Ana s'est rendu compte qu'il lui manquait quelque chose. Elle avait l'impression de faire les mouvements correctement, mais d'une manière ou d'une autre, elle ne parvenait pas à atteindre la profondeur de connexion et de guérison qu'elle savait possible.

Ana a alors décidé d'intégrer des pratiques de méditation dans ses séances de massage. Au début, elle prenait simplement quelques minutes avant chaque séance pour s'asseoir tranquillement, respirer profondément et se connecter à son intention pour la séance. Ensuite, elle a commencé à pratiquer la pleine conscience pendant les séances, en se concentrant sur les sensations sous ses mains et sur la respiration de son client.

Le changement n'a pas été immédiat, mais après quelques semaines, Ana a commencé à remarquer une différence. Elle se sentait plus présente pendant les séances, plus connectée à ses clients. Et ses clients l'ont également remarqué. Ils ont commencé à dire qu'ils se sentaient plus détendus et rajeunis après les séances, qu'Ana semblait capable de "lire" leur corps et de trouver exactement les endroits qui avaient besoin d'attention.

C'est la beauté du massage balinais en tant que méditation. Non seulement il améliore la qualité des séances de massage, mais il peut aussi transformer votre propre vie, en vous amenant à un état de plus grande présence, de conscience et de connexion.

Enfin, il est important de se rappeler les mots du célèbre psychologue et auteur Jon Kabat-Zinn dans son livre "Wherever You Go, There You Are" (1994) : "La méditation est la seule activité humaine intentionnelle qui, par essence, ne cherche pas à s'améliorer, à gagner quelque chose, à réaliser quelque chose, mais simplement à être". Ainsi, alors que vous vous efforcez d'intégrer la méditation dans votre pratique du massage balinais, rappelez-vous toujours que le but ultime n'est pas de devenir un "meilleur" masseur, mais simplement d'être plus pleinement présent, à chaque instant, à chaque toucher, à chaque respiration. Car, en fin de compte, c'est ce qui compte vraiment.

Nous faisons un voyage ensemble, cher lecteur, et c'est ici, à ce stade de notre voyage, que les pièces commencent à se mettre en place. Le massage balinais, comme vous l'avez peut-être remarqué, n'est pas simplement une série de mouvements et de techniques, mais une pratique holistique impliquant le corps, l'âme et l'esprit. Dans ce chapitre, nous avons exploré comment cette pratique devient une méditation en action, une forme de présence et de conscience.

Les grands maîtres de cette pratique ne sont pas simplement des experts en techniques de massage, ce sont des facilitateurs de guérison et de transformation. Comme l'a souligné Thich Nhat Hanh, le célèbre maître zen, dans son livre "The Miracle of Mindfulness" (1975), la pleine conscience est l'énergie qui nous permet de reconnaître l'existence du présent dans tout ce que nous faisons. Et lorsque nous introduisons cette énergie dans notre pratique du massage, chaque toucher, chaque respiration devient une méditation en soi. En tant que massothérapeutes, nous sommes dans une position unique pour faciliter cet état de pleine conscience chez nos clients, grâce à la création d'un espace sacré, au rythme et à la fluidité de nos mouvements, ainsi qu'à l'attention et au respect que nous portons à l'être humain qui se confie à nos mains.

C'est quelque chose qui s'apprend avec le temps et la pratique, et à chaque séance, nous avons l'occasion de développer et d'approfondir notre capacité à être présent et conscient. Comme nous l'avons déjà mentionné, la méditation et la pleine conscience ne sont pas des états que l'on atteint du jour au lendemain. Ce sont des processus, des chemins que l'on parcourt pas à pas, instant après instant. Mais avec de la patience, une pratique cohérente et de la compassion, elles peuvent devenir une partie intégrante de notre pratique et de notre vie.

N'oubliez jamais que chaque massage est une occasion de pratiquer la méditation. Chaque client est une nouvelle toile sur laquelle vous pouvez peindre avec les coups de pinceau de votre présence et de votre conscience. Et chaque séance est l'occasion de grandir, d'apprendre et d'approfondir votre compréhension de cette tradition ancienne et magnifique.

Et ici, dans le calme de ce chapitre, nous pouvons sentir le fil de connexion qui traverse toutes les facettes de la pratique du massage balinais. Nous avons exploré les nombreux aspects et couches de cette pratique, du physique au spirituel, de la technique à la présence consciente.

Cependant, même avec toutes ces connaissances, il y a toujours plus à apprendre et à découvrir. Il y a toujours des moyens d'améliorer, d'approfondir, d'étendre notre pratique et nos compétences. Et c'est exactement ce que nous allons explorer dans le prochain chapitre. Car la beauté de l'apprentissage, comme la beauté de la méditation, c'est qu'il ne s'arrête jamais. Il y a toujours plus de profondeur, plus de nuances, plus de richesse à découvrir. Alors, venez me rejoindre dans ce voyage permanent de découverte et de transformation.

Dans le prochain chapitre, nous nous pencherons sur les erreurs courantes dans la pratique du massage balinais. Car les erreurs sont parfois nos meilleurs professeurs.

Chapitre 13 : Les pièges courants de la pratique : comment les éviter ?

Cher lecteur, à chaque lever de soleil sur l'île mystique de Bali, vous m'avez rejoint dans ce voyage à travers la tapisserie complexe du massage balinais. Jusqu'à présent, chaque chapitre a été un pas en avant, révélant de nouvelles couches et nuances de cette ancienne tradition. Mais il est important de se rappeler que tout voyage, même s'il est captivant, peut avoir ses heurts et ses détours. C'est pourquoi, dans ce chapitre, nous nous éloignons un peu du chemin éclairé pour explorer les ombres, les erreurs courantes qui peuvent survenir dans la pratique du massage balinais.

Pourquoi s'intéresser aux erreurs, demandez-vous, ne serait-il pas plus positif de se concentrer sur ce qui est juste ? En fait, mon cher ami, les erreurs, comme nous l'a rappelé Thomas A. Edison, qui a fait des milliers d'erreurs avant d'inventer l'ampoule électrique, ne sont rien d'autre que des occasions d'apprendre. Edison, qui a fait des milliers d'erreurs avant d'inventer l'ampoule électrique, ne sont rien d'autre que des occasions d'apprendre. Elles sont les professeurs invisibles qui nous guident vers la maîtrise, et pour cela, elles méritent notre attention et notre respect.

Commencer un voyage dans n'importe quelle discipline, et particulièrement dans quelque chose d'aussi délicat et profondément humain que le massage balinais, est sujet à des erreurs. Cependant, le fait d'en être conscient, d'en comprendre les conséquences et d'apprendre à les éviter peut s'avérer très bénéfique pour votre parcours. Vous souvenez-vous lorsque nous avons parlé de l'importance du toucher au chapitre 5 ? Tout comme un mauvais mouvement peut interrompre le flux d'énergie, une erreur dans la pratique peut obstruer votre chemin vers la perfection.

Les erreurs commises dans la pratique du massage n'affectent pas seulement l'efficacité de la thérapie, mais peuvent également conduire à des situations inconfortables, voire dangereuses, pour le thérapeute et le client. Cependant, ces erreurs peuvent être évitées et en grande partie corrigées.

Mais avant d'aborder les erreurs spécifiques, permettez-moi de vous rappeler quelque chose. Sur le chemin de la maîtrise, l'erreur n'est pas l'ennemi. La véritable adversité réside dans le déni de l'erreur, dans le refus d'en tirer des leçons. Comme le dit le champion d'échecs Josh Waitzkin dans son livre "The Art of Learning" paru en 2007, "la croissance vient de la capacité à gérer efficacement les erreurs et les revers".

Alors, êtes-vous prêt à explorer ensemble les erreurs courantes dans la pratique du massage balinais, et êtes-vous prêt à les affronter avec curiosité et courage, avec la détermination d'apprendre et de progresser ? Si oui, alors allons-y, aventurons-nous sur ce chemin moins fréquenté, mais tout aussi essentiel. Car en fin de compte, chaque erreur évitée est un pas de plus vers la maîtrise. Et chaque leçon apprise est un cadeau que nous nous faisons à nous-mêmes et à nos futurs clients. Allons ensemble, cher lecteur, sur ce chemin de la perfection.

Après avoir préparé nos esprits à comprendre l'essence des erreurs et leur valeur, embarquons ensemble dans ce voyage pour démêler quelques-unes des erreurs les plus courantes dans la pratique du massage balinais.

L'une des erreurs les plus courantes, et peut-être la plus fondamentale, est d'oublier la philosophie du Tri Hita Karana que je vous ai présentée au chapitre 11. Sans cet équilibre, notre pratique peut se réduire à une simple application de techniques, sans âme ni signification profonde. Comme le dit le professeur Rosemary Feitis dans son livre "The Tao of Balance" (1993), "un massage sans âme est comme un océan sans eau : vide et insatisfaisant".

Une autre erreur fréquente se situe au niveau de la préparation. Vous vous souvenez que nous avons parlé, au chapitre 9, de l'importance de créer un environnement propice au bien-être ? Parfois, dans la hâte de commencer le massage, certains praticiens négligent cette étape cruciale, et le résultat est un espace qui n'est pas propice à la relaxation et à la guérison.

L'utilisation incorrecte des techniques est une autre erreur courante. Malgré ce que vous pouvez penser, il ne s'agit pas seulement d'un mouvement incorrect ou d'une pression inappropriée. Il s'agit d'oublier l'intention et le but de chaque technique. Chaque mouvement du massage balinais a une intention, un but. Ignorer cela revient à essayer de peindre un tableau sans comprendre la signification des couleurs que vous utilisez.

Et, bien sûr, nous ne pouvons pas oublier l'erreur qui consiste à ignorer les besoins et les limites du client. Chaque être humain est unique, avec ses propres besoins et ses propres limites. Traiter tous les clients de la même manière, sans tenir compte de leur individualité, est une grave erreur qui peut conduire à l'inconfort et même à la blessure.

Ces mots peuvent vous donner l'impression d'être un peu dépassés. Vous vous dites peut-être : "Et si je commets ces erreurs ? Et si je ne suis pas capable de les éviter ?". Cher lecteur, permettez-moi de vous soulager de ces inquiétudes. Chaque erreur que vous avez commise, chaque erreur que vous pourriez commettre, n'est qu'un panneau indicateur sur le chemin, un phare qui vous guide vers l'amélioration. Comme l'a dit le célèbre auteur Neil Gaiman dans son discours de remise des diplômes en 2012, "si vous faites des erreurs, c'est que vous faites quelque chose".

Alors, cher ami, acceptez vos erreurs. Ne les craignez pas. Ce faisant, vous ferez un pas de plus vers la maîtrise de la pratique du massage balinais. Et n'oublie pas que je suis toujours là, à tes côtés, à chaque étape de ce voyage.

Pouvez-vous imaginer que vous êtes au milieu d'une forêt, pleine d'arbres de toutes formes et de toutes tailles, recouverts d'une luxuriante couche de feuilles vertes ? Imaginez maintenant que chaque arbre représente une erreur courante dans la pratique du massage balinais. Chacun a ses propres caractéristiques, sa propre façon de se manifester, mais ils ont tous une chose en commun : ils nous offrent tous une opportunité d'apprentissage. Osez-vous marcher avec moi dans cette forêt, apprendre de ces arbres, profiter de ces opportunités ?

L'un des plus gros arbres de la forêt est le manque de soins personnels. Nous approfondirons ce sujet au chapitre 20, mais pour l'instant, permettez-moi de vous dire qu'il est très facile de négliger ses propres besoins lorsqu'on se concentre sur l'aide aux autres. N'avez-vous pas parfois l'impression d'être tellement occupé à prendre soin des autres que vous oubliez de vous occuper de vous-même ? C'est une erreur courante, mais aussi l'une des plus préjudiciables.

Voici l'arbre de l'oubli de la respiration, un arbre au tronc large et aux branches lourdes. Souvent, en se concentrant sur l'exécution correcte des techniques, on oublie sa propre respiration. Or, comme nous l'avons mentionné au chapitre 10, la respiration est le lien entre le toucher et l'énergie, et l'oublier peut transformer notre massage en un acte mécanique et sans vie.

Vous voyez cet arbre élancé aux feuilles d'un vert éclatant ? C'est l'arbre de l'oubli rituel. Parfois, dans notre hâte de commencer les techniques de massage, nous omettons les rituels balinais qui, comme mentionné au chapitre 8, apportent une dimension spirituelle à notre pratique. Oublier ces rituels, c'est comme oublier de saluer un ami avant d'entamer une conversation : on peut le faire, mais le lien sera moins profond et moins significatif.

En s'enfonçant dans la forêt, on tombe sur l'arbre de la méconnaissance des contre-indications. Cette erreur est particulièrement grave, car elle peut mettre en danger la santé de notre client. Chaque technique, chaque mouvement a ses contre-indications, et il est de notre devoir de praticien de les connaître et de les respecter.

Chacun de ces arbres, chacune de ces erreurs, est là pour nous apprendre quelque chose. Comme l'a dit Winston Churchill, "le succès consiste à aller d'échec en échec sans perdre son enthousiasme". Alors, cher ami, ne craignez pas ces arbres, ces erreurs. Ils sont nos enseignants, nos guides dans ce voyage vers la maîtrise du massage balinais.

Nous voici donc au milieu de cette forêt d'erreurs. Nous pourrions être tentés de fuir, de nous cacher, d'éviter ces erreurs à tout prix. Mais je vous invite à regarder de plus près, à regarder au-delà de la surface et à découvrir les leçons cachées dans chacun de ces arbres. N'est-ce pas ce que nous faisons dans le massage balinais, après tout, regarder au-delà de la surface pour trouver la vraie source du déséquilibre et essayer de rétablir l'harmonie ?

L'arbre du manque de soin de soi a disparu. N'oublions jamais de prendre du temps pour nous, de nous occuper de notre santé et de notre bien-être. Nous sommes les instruments par lesquels circule l'énergie de guérison et, comme tout instrument, nous devons nous accorder et prendre soin de nous.

L'arbre de l'oubli du souffle nous rappelle qu'il faut toujours rester connecté à notre respiration, en permettant au souffle d'être le fil conducteur de nos mouvements, apportant vie et énergie à notre massage.

L'arbre de l'oubli des rituels nous enseigne l'importance d'honorer les traditions, de créer un espace sacré pour notre travail, d'inviter l'énergie divine à nous rejoindre dans notre pratique.

Enfin, l'arbre de l'ignorance des contre-indications nous incite à être conscients, respectueux et responsables. Nous devons toujours nous rappeler que nous avons le bien-être de nos clients entre nos mains et que c'est une responsabilité que nous ne devons pas prendre à la légère.

Maintenant que nous quittons cette forêt d'erreurs, emportons avec nous les leçons que nous avons apprises. Laissons ces arbres, ces erreurs, nous rendre plus forts, plus sages, meilleurs praticiens du massage balinais. Et souvenons-nous toujours que, comme l'a dit Thomas Edison, "je n'ai pas échoué. J'ai trouvé 10 000 façons de faire qui ne fonctionnent pas". Ainsi, même si nous commettons des erreurs, même si nous rencontrons ces arbres sur notre chemin, souvenons-nous que chacun d'entre eux est simplement une autre façon d'apprendre, une autre façon de grandir.

Et maintenant, alors que nous clôturons ce chapitre, ne ressentez-vous pas une sorte d'anticipation, une sorte d'excitation bouillonnante pour la suite ? Dans notre prochain chapitre, nous explorerons un sujet très important : comment traiter la douleur par le massage. Nous approfondirons les techniques et les stratégies pour soulager la douleur et aider nos clients à trouver le soulagement qu'ils recherchent. Alors, êtes-vous prêt à poursuivre ce voyage ensemble, mon ami ? Êtes-vous prêt à apprendre comment être un phare de soulagement et de guérison pour ceux qui en ont besoin ? Je vous invite à poursuivre notre voyage de transformation et d'apprentissage dans le prochain chapitre.

Chapitre 14 : S'occuper de la douleur : la guérison par le massage

Le deuil, cher lecteur, est une entité mystérieuse et parfois accablante. Et non, je ne parle pas du chagrin émotionnel (bien qu'il s'agisse également d'une question très importante), mais de la douleur physique. Vous vous demandez peut-être pourquoi nous parlons de douleur dans un livre sur les massages balinais ? La réponse est simple : la douleur est souvent la raison pour laquelle les gens cherchent à se faire masser. En outre, il est essentiel de traiter correctement la douleur chez nos clients pour leur prodiguer des soins efficaces et empreints de compassion. Plongeons donc dans la complexité de la douleur et explorons comment nous pouvons l'aborder à travers l'art du massage balinais.

Tout d'abord, parlons de l'importance de la douleur. Bien que nous la considérions souvent comme une mauvaise chose, comme un ennemi à éviter, la douleur est en fait un mécanisme de défense de notre corps. C'est sa façon de nous dire que quelque chose ne va pas, que quelque chose doit être pris en compte. En ce sens, la douleur est un excellent professeur, un signal qui nous indique que nous devons nous arrêter, faire attention et prendre soin de nous.

Cela dit, toutes les douleurs ne sont pas identiques. Il existe des douleurs aiguës et des douleurs chroniques, des douleurs somatiques et des douleurs neuropathiques, ainsi qu'une multitude d'autres catégories et sous-catégories. Toutefois, par souci de simplicité, nous diviserons la douleur en deux grandes catégories : la douleur aiguë et la douleur chronique.

La douleur aiguë est celle que nous connaissons tous trop bien. C'est la douleur que nous ressentons lorsque nous nous coupons, lorsque nous nous cognons l'orteil ou lorsque nous nous brûlons avec du café chaud. Ce type de douleur est généralement intense, mais aussi temporaire. Elle disparaît généralement une fois la blessure guérie.

La douleur chronique, en revanche, est une chose tout à fait différente. Il s'agit du type de douleur qui persiste pendant des mois, voire des années, bien après la guérison de la blessure initiale. Souvent, ce type de douleur devient une maladie en soi et peut être incroyablement débilitante.

Vous vous demandez peut-être quel est le rapport avec le massage balinais ? Eh bien, la réponse est très simple : les douleurs aiguës et chroniques peuvent bénéficier grandement des massages.

Alors, êtes-vous prêt pour un voyage où nous découvrirons ensemble comment le massage balinais peut jouer un rôle vital dans le traitement de la douleur ? Êtes-vous prêt à apprendre comment soulager la souffrance des autres et les aider à retrouver leur bien-être et leur qualité de vie ? Je vous invite à aller de l'avant, à explorer ensemble ce sujet fascinant. Après tout, nous sommes tous des étudiants dans la salle de classe de la vie, n'est-ce pas ?

Il ne fait aucun doute que la prise en charge de la douleur est une tâche qui implique une combinaison judicieuse de compétences, de connaissances et de compassion. Comme le suggère Patrick M. Wall dans son livre "Pain : The Science of Suffering" (1999), la douleur est une expérience complexe et multidimensionnelle qui peut être influencée par un large éventail de facteurs physiques, psychologiques et sociaux. En d'autres termes, chaque individu ressent et gère la douleur d'une manière unique.

Par conséquent, un massothérapeute efficace est celui qui non seulement possède les compétences techniques nécessaires pour effectuer un massage thérapeutique, mais qui comprend et apprécie également la complexité de la douleur humaine. C'est une tâche difficile, sans aucun doute, mais c'est aussi une tâche qui a le potentiel de faire une énorme différence dans la vie de nos clients.

Alors, comment pouvons-nous, en tant que praticiens du massage balinais, traiter efficacement la douleur ? Tout d'abord, il est essentiel de reconnaître que chaque client est un individu unique avec ses propres expériences et perceptions de la douleur. Cela signifie que nous devons être capables d'adapter nos techniques et nos approches pour répondre aux besoins spécifiques de chaque client.

Pour mieux comprendre comment y parvenir, nous pouvons nous tourner vers les travaux de Diane Jacobs, une physiothérapeute de renom qui a beaucoup travaillé dans le domaine de la gestion de la douleur. Dans son livre "Dermo Neuro Modulating : Manual Treatment for Peripheral Nerves and Especially Cutaneous Nerves" (2016), Jacobs propose une approche de la gestion de la douleur centrée sur le client, qui implique une compréhension approfondie de la neurophysiologie de la douleur, ainsi que des techniques de modulation manuelle qui peuvent influencer la façon dont la douleur est perçue et ressentie.

Cette approche centrée sur le client et fondée sur des données probantes est tout à fait conforme aux principes du massage balinais. N'oubliez pas que le massage balinais n'est pas simplement une série de techniques physiques, mais une forme de soin holistique qui tient compte du corps, de l'esprit et de l'âme de chaque client.

Par conséquent, lorsque nous sommes confrontés à un client qui souffre, notre objectif n'est pas simplement de le soulager, mais de l'aider à comprendre et à gérer sa douleur d'une manière constructive et bénéfique. Cela peut impliquer une combinaison de massages, d'étirements, de respiration profonde, de relaxation et de techniques de pleine conscience, en fonction des besoins individuels et des préférences du client.

Je sais que cela peut sembler un peu accablant, surtout si vous êtes nouveau dans le domaine du massage. Mais je vous assure qu'avec de la pratique, de la patience et de l'empathie, vous pouvez apprendre à naviguer dans le paysage complexe de la douleur et apporter soulagement et réconfort à vos clients. N'est-ce pas passionnant ? N'êtes-vous pas inspiré pour en apprendre davantage et continuer à vous développer en tant que praticien de massage balinais ? Je vous invite à poursuivre ce voyage de découverte et de croissance. Après tout, chaque pas que vous faites vous rapproche un peu plus du praticien de massage que vous souhaitez devenir.

Je vous invite à vous joindre à moi pour un voyage, une expérience réelle qui m'est arrivée au cours de mes premières années de pratique du massage balinais. Peut-être cela vous aidera-t-il à mieux illustrer ce que nous sommes en train d'explorer.

Je me souviens très bien d'Ananda, un client régulier qui venait souvent me voir et se plaignait de douleurs chroniques au dos. Malgré tous mes efforts pour soulager son inconfort, la douleur persistait et je pouvais lire la frustration sur son visage chaque fois qu'il revenait pour une nouvelle séance. Perplexe et désireux de l'aider, j'ai décidé d'explorer une approche différente.

J'ai pensé aux paroles du Dr John E. Sarno dans son livre "Healing Back Pain : The Mind-Body Connection" (1991), où il affirme que la douleur physique peut souvent être une manifestation d'un stress émotionnel non résolu. Je me suis demandé si cela pouvait être à l'origine de la souffrance d'Ananda.

Lors de la séance suivante, j'ai donc décidé de passer un peu de temps à parler avec Ananda, cherchant à comprendre sa vie au-delà de sa douleur physique. Il m'a parlé du stress de son travail, de son inquiétude pour le bien-être de ses enfants, de son sentiment de ne pas avoir de temps pour lui. Au fur et à mesure qu'il me racontait son histoire, j'ai compris que son mal de dos n'était qu'une petite partie d'un tableau plus vaste.

Au cours des séances suivantes, j'ai commencé à incorporer davantage d'éléments de relaxation et de techniques de pleine conscience dans le temps que nous passons ensemble. J'ai encouragé Ananda à se concentrer sur sa respiration, à être présent dans son corps, à reconnaître et à relâcher la tension qu'il portait. Alors qu'il commençait à se débarrasser de son stress émotionnel, il a également commencé à ressentir une diminution de sa douleur physique.

Ce fut un moment charnière pour moi en tant que massothérapeute, et j'espère qu'il illustre l'importance d'aborder la douleur d'une manière holistique et centrée sur le client. Comme pour Ananda, votre rôle n'est pas seulement de soulager la douleur physique, mais aussi d'aider vos clients à naviguer et à comprendre leur douleur dans un contexte plus large.

Je veux que vous rameniez ceci à la maison : le traitement de la douleur ne se limite pas aux techniques de massage. Il s'agit de comprendre la personne qui porte cette douleur et de lui donner les outils et le soutien dont elle a besoin pour trouver son propre chemin vers la guérison.

Pouvez-vous vous imaginer dans cette situation, et vous voyez-vous capable de guider quelqu'un sur le chemin du soulagement de la douleur, tout comme j'ai guidé Ananda ? Je vous assure que vous avez ce qu'il faut pour le faire, et chaque fois que vous posez vos mains sur un client, vous avez l'occasion de faire la différence. N'est-ce pas excitant ? Ne vous sentez-vous pas encore plus engagé dans votre voyage en tant que praticien de massage balinais ?

Maintenant, cher lecteur, je vous invite à penser à un fil d'or, un fil qui relie toutes les idées que nous avons explorées dans ce chapitre. Ce fil d'or est la compréhension profonde et sincère du fait que le massage balinais n'est pas seulement une question de techniques et de pratiques manuelles, mais aussi d'empathie, de compréhension et de liens humains profonds.

Mais ce n'est pas tout. Rappelons Robert M. Pirsig et son ouvrage "Zen and the Art of Motorcycle Maintenance" (1974). Il explique que la qualité, terme subjectif et insaisissable, se trouve à l'intersection du classique et du romantique, du technique et de l'humain. Ainsi, le massage balinais se situe à cette intersection, étant à la fois l'application technique de manœuvres et l'exploration de la condition humaine et de la libération de la souffrance.

Dans ce chapitre, nous avons plongé dans les profondeurs de la douleur, exploré ses multiples facettes et illustré comment, en tant que massothérapeute balinais, vous pouvez avoir un impact significatif sur le soulagement de la douleur de vos clients. Ananda n'est qu'une des nombreuses personnes qui bénéficieront de votre capacité à comprendre et à traiter la douleur de manière holistique.

Chaque histoire d'Ananda dans le monde témoigne du pouvoir de cet art. Chaque geste de gratitude, chaque amélioration de la qualité de vie, chaque diminution de la douleur est la preuve irréfutable que ce que vous faites est important, que votre rôle de masseur balinais a un effet profond.

Mais, demandez-vous, que puis-je faire d'autre, comment puis-je faire passer ma pratique au niveau supérieur ? Et c'est là que le courant d'or de notre voyage nous emmène. Nous nous dirigeons vers un territoire encore plus profond et plus passionnant, celui des chakras et de l'énergie vitale.

Oui, dans le prochain chapitre, nous irons plus loin et explorerons comment vous pouvez travailler avec les chakras pour améliorer l'efficacité de votre massage et apporter une guérison encore plus profonde. Ah, cher ami, il y a tant à découvrir et je suis ravi d'être votre guide dans ce voyage.

Alors, respirez profondément, laissez les mots de ce chapitre s'installer dans votre esprit et votre cœur, et quand vous serez prêt, rejoignez-moi pour le prochain chapitre. Je vous assure que ce sera un voyage fascinant. Êtes-vous prêt à explorer plus avant l'art et le cœur du massage balinais ? Êtes-vous prêt à devenir un phare de guérison dans un monde qui en a tant besoin ? Allez, avançons ensemble !

Chapitre 15 : Équilibrer les chakras : énergie et équilibre grâce au massage balinais

Cher lecteur, avez-vous déjà eu l'impression d'être désynchronisé, comme si votre corps et votre esprit n'étaient pas parfaitement alignés ? Comme si, malgré tous vos efforts, quelque chose n'allait pas dans votre monde ? Si vous avez éprouvé ce sentiment, vous connaissez peut-être le concept des chakras.

Selon la sagesse ancestrale de la médecine orientale, les chakras sont des centres énergétiques de notre corps qui régulent tous ses processus, de la fonction immunitaire aux émotions. Il existe sept chakras principaux, chacun ayant une fonction et un emplacement spécifiques dans le corps. Lorsque l'un de ces chakras est bloqué ou déséquilibré, il peut provoquer toute une série de problèmes physiques et émotionnels.

Il n'est pas surprenant que notre vie moderne, avec son agitation constante, ses soucis et ses pressions, puisse faire des ravages sur nos chakras. Nous nous trouvons dans un état constant de stress et de tension, et nos chakras, fidèles gardiens de notre bien-être, en font les frais.

Mais quel est le rapport entre les chakras et le massage balinais ? Excellente question, cher lecteur, et la réponse est : tout. Rappelez-vous notre voyage jusqu'ici, les techniques de massage balinais que nous avons apprises, la philosophie Tri Hita Karana que nous avons explorée et l'accent mis sur la connexion entre le corps, l'âme et l'esprit. Cela vous rappelle quelque chose ? Oui, c'est exactement ce que sont les chakras.

Si nous reprenons les mots de C.G. Jung dans son ouvrage "The Psychology of Kundalini Yoga" (1932), nous pouvons comprendre que les chakras ne sont pas simplement une série de points sur notre corps, mais une carte de notre psyché et de notre vie spirituelle. Par conséquent, le massage balinais, qui met l'accent sur la guérison et l'équilibre holistiques, est un outil parfait pour équilibrer les chakras.

Bien sûr, travailler avec les chakras n'est pas aussi simple qu'il n'y paraît. C'est un art délicat qui exige de l'intuition, des connaissances et de l'habileté. Mais ne vous inquiétez pas, cher ami, dans ce chapitre, je vous guiderai dans ce merveilleux voyage.

Et si vous pouviez devenir un guérisseur holistique, quelqu'un qui peut non seulement soulager les tensions musculaires, mais aussi équilibrer les énergies subtiles et promouvoir un bien-être profond et durable ? Si cela vous semble passionnant, vous êtes au bon endroit.

Dans ce chapitre, nous allons approfondir le monde des chakras et je vous montrerai comment vous pouvez intégrer ces connaissances dans votre pratique du massage balinais. Mais tout d'abord, laissez-moi vous présenter chacun des sept chakras, en commençant par le premier : le chakra racine, situé à la base de la colonne vertébrale. C'est le siège de nos besoins et désirs fondamentaux, et lorsqu'il est équilibré, nous nous sentons en sécurité et enracinés.

Il y a ensuite le chakra sacré, situé juste en dessous du nombril. C'est là que se trouvent notre créativité et notre capacité à apprécier les plaisirs de la vie. Lorsque ce chakra est en harmonie, nous nous sentons pleins de joie et d'enthousiasme.

Vient ensuite le chakra du plexus solaire, situé dans la région de l'estomac. C'est le centre de notre volonté et de notre estime de soi. Lorsqu'il est équilibré, nous nous sentons maîtres de notre vie et pleins de confiance.

Au centre de la poitrine se trouve le chakra du cœur. Comme vous pouvez l'imaginer, ce chakra régit l'amour, l'empathie et la compassion. Lorsqu'il est ouvert et équilibré, nous nous sentons aimés et capables de donner de l'amour aux autres.

Puis, dans la gorge, nous trouvons le chakra de la gorge, centre de la communication et de l'authenticité. Lorsqu'il est en harmonie, nous nous sentons capables de nous exprimer et d'être entendus.

Au centre du front, entre les sourcils, se trouve le chakra du troisième œil. Ce chakra est associé à l'intuition, à la sagesse et à la vision intérieure. Lorsqu'il est équilibré, nous nous sentons en phase avec notre instinct et avons une vision claire de notre vie.

Enfin, au sommet de la tête, se trouve le chakra de la couronne. C'est le chakra de la spiritualité et de la connexion au divin. Lorsqu'il est ouvert, nous nous sentons connectés à l'univers et à la vie dans son ensemble.

Vous vous dites peut-être : "Ça fait beaucoup de choses à retenir". Et vous avez raison. Mais ne vous inquiétez pas, cher lecteur, la beauté du massage balinais et du travail sur les chakras est que vous n'avez pas besoin de vous souvenir de tous les détails. Il suffit d'être présent, de se connecter à l'énergie de son client et de se laisser guider par son intuition. Comme l'a dit le grand Bruce Lee, "ne pensez pas, ressentez".

Et que diriez-vous si je vous disais qu'il existe des méthodes spécifiques pour équilibrer chaque chakra grâce au massage balinais ? Comme le suggère Anodea Judith dans son livre "Eastern Body, Western Mind" (2004), le toucher et la manipulation physique peuvent avoir un impact puissant sur nos chakras, en libérant les blocages et en rétablissant l'équilibre.

En effet, chaque chakra a un point de correspondance sur le corps qui peut être massé pour faciliter son équilibre. C'est là que le massage balinais entre en jeu. Axé sur l'équilibre énergétique et la promotion du bien-être total, il est l'outil idéal pour travailler sur les chakras.

Vous vous demandez comment faire ? Il est temps d'aller au-delà de la théorie et d'explorer comment vous pouvez équilibrer les chakras grâce au massage balinais. Êtes-vous prêt ? Excellent, embarquons ensemble pour ce voyage.

Commençons par le chakra racine. Rappelons que ce chakra est associé à un sentiment de sécurité et d'enracinement. Pour l'équilibrer, nous allons donc nous concentrer sur le massage des zones du corps qui sont le plus en contact avec la terre : les pieds et les jambes. Imaginez comment vos mains, imprégnées de chaleur et d'énergie, envoient des ondes de sécurité et de stabilité à travers ces zones, ancrant votre client dans le présent.

Passons maintenant au chakra sacré. Situé juste en dessous du nombril, ce chakra est lié au plaisir et à la créativité. Pour l'équilibrer, concentrez-vous sur le massage du bas-ventre avec des mouvements doux et fluides, comme si vous remuiez les eaux d'un lac calme.

Le chakra du plexus solaire, situé dans la région de l'estomac, est le siège de l'estime de soi et de la confiance en soi. Pour l'équilibrer, effectuez des mouvements de massage dans la région de l'estomac qui transmettent puissance et confiance. Imaginez que vous attisiez les flammes d'un feu intérieur, permettant à votre client de briller avec son véritable potentiel.

Nous poursuivons avec le chakra du cœur. Ici, nous utiliserons des mouvements de massage sur la poitrine et le dos, qui transmettent l'amour et la compassion. Imaginez que vous tracez les lignes d'une étreinte amoureuse autour de votre poitrine, permettant à l'amour et à la compassion de circuler librement.

Le chakra de la gorge, centre de la communication, peut être équilibré en massant le cou et les épaules. Vos mouvements doivent être empreints de liberté et d'authenticité, et vous devez relâcher toute tension susceptible d'entraver la communication.

Le chakra du troisième œil, situé entre les sourcils, est lié à l'intuition et à la sagesse intérieure. Pour l'équilibrer, utilisez votre pouce pour appuyer doucement sur le point situé entre les sourcils, afin de libérer les blocages et de permettre à la vision intérieure de circuler.

Enfin, le chakra de la couronne, situé au sommet de la tête, est le point de connexion avec le divin. Pour l'équilibrer, effectuez des mouvements doux et relaxants sur le cuir chevelu, comme si vous ouvriez un portail vers le ciel.

Comme le mentionne Carolyn Myss dans "Anatomy of the Spirit" (1996), l'équilibrage des chakras est une danse délicate, un mélange d'art et de science qui demande de la pratique et de la patience. Ne vous inquiétez donc pas si vous n'y arrivez pas du premier coup. La beauté de cette pratique réside dans le fait qu'il est toujours possible de progresser et de s'améliorer.

Dans le prochain chapitre, nous approfondirons la pratique de la guérison des chakras avec le massage balinais et nous verrons comment cette puissante combinaison peut amener votre pratique du massage à un niveau supérieur. Je vous promets, cher lecteur, que c'est un voyage que vous ne voudrez pas manquer. Êtes-vous prêt à continuer ? Bien sûr, vous l'êtes.

Maintenant que nous avons parcouru les sept chakras et appris comment le massage balinais peut aider à équilibrer ces centres d'énergie, il est temps de rassembler toutes les pièces du puzzle. Comme vous l'avez peut-être remarqué, chaque chakra est intrinsèquement lié à un aspect particulier de notre existence et de notre expérience humaine. De notre sécurité de base à notre connexion avec le divin, tout est lié dans ce magnifique tissu qu'est la vie.

Veillez à vous souvenir de cette interconnexion lorsque vous pratiquez. Comme l'a souligné Anodea Judith dans Wheels of Life (1987), la guérison et l'équilibrage des chakras n'est pas un chemin linéaire, mais un voyage en spirale qui nous rapproche de plus en plus de notre essence authentique. Chaque fois que vous reviendrez à un chakra, vous le ferez avec une meilleure compréhension et une plus grande capacité de guérison et d'équilibre.

Maintenant, cher ami, parlons un peu de ce qui nous attend. Dans le prochain chapitre, nous explorerons comment cette ancienne pratique de guérison peut catalyser une puissante transformation personnelle. Nous entendrons des histoires vraies de personnes qui ont fait l'expérience de cette transformation et nous découvrirons comment vous pouvez entamer votre propre voyage de changement. Êtes-vous prêt à libérer votre potentiel, à découvrir un nouveau niveau de bien-être et d'épanouissement dans votre vie ? Êtes-vous prêt à être un témoin et un agent de transformation, non seulement dans votre vie, mais aussi dans la vie de ceux que vous touchez de vos mains guérisseuses ?

Je vous promets que ce voyage ne ressemblera à aucun autre. En chemin, vous rirez, vous verserez peut-être une ou deux larmes, mais surtout, vous grandirez. Vous grandirez d'une manière que vous n'auriez peut-être jamais imaginée, et c'est là, mon ami, la véritable beauté de cet art ancien.

Oui, le massage balinais est un art. C'est l'art de la connexion, l'art de la guérison, l'art de la transformation. Et vous, cher lecteur, êtes sur le point de devenir un maître de cet art. Alors, respirez profondément, fermez les yeux un instant et visualisez le chemin qui s'ouvre devant vous. C'est un chemin de lumière, d'amour, de croissance.

Le voyez-vous, le sentez-vous ?

Maintenant, ouvrez les yeux, et quand vous serez prêt, rejoignez-moi. Car le prochain chapitre de ce voyage vous attend, et je vous promets que ce sera une expérience que vous n'oublierez jamais.

Continuez, mon ami, car la transformation vous attend.

Chapitre 16 : Transformation personnelle par le massage : histoires vraies

Imaginez un instant que vous puissiez transformer la douleur et le stress qui vous accablent en quelque chose de plus, que vous puissiez utiliser le massage balinais pour déclencher une transformation personnelle qui vous permette de vous épanouir comme vous ne l'auriez jamais imaginé, que vous puissiez utiliser le massage balinais pour déclencher une transformation personnelle qui vous permette de vous épanouir comme vous ne l'auriez jamais imaginé. Vous vous demandez peut-être si c'est vraiment possible.

La réponse est un oui retentissant, et dans ce chapitre, je vous invite à explorer les puissantes histoires de transformation qui ont eu lieu grâce à cette ancienne pratique de guérison.

Rappelez-vous que dans les chapitres précédents, nous avons parlé des fondements et des techniques du massage balinais, de la façon dont cette tradition est enracinée dans la philosophie Tri Hita Karana et de la façon dont elle favorise l'harmonie et le bien-être (chapitres 3 et 11). Maintenant, cher lecteur, il est temps pour vous de voir comment ces techniques et philosophies ont été appliquées dans le monde réel, comment elles ont apporté des changements profonds et durables dans la vie des gens.

Laissez-moi vous raconter l'histoire, non pas d'une star d'Hollywood ou d'un athlète célèbre, mais de gens ordinaires, comme vous et moi. Des personnes qui, grâce au massage balinais, ont vécu une transformation incroyable, ont trouvé une nouvelle perspective sur la vie et ont découvert leur véritable personnalité.

Ce n'est pas un hasard si une ancienne citation du philosophe grec Héraclite (535-475 av. J.-C.) me vient à l'esprit : "Aucun homme ne peut se baigner deux fois dans le même fleuve". Cette phrase, bien que simple, contient une grande vérité : tout change, tout coule. Et c'est là que réside l'une des clés de la transformation personnelle. À chaque instant de notre vie, nous sommes en perpétuel changement, et à chacun de ces moments, nous avons la possibilité de prendre les rênes de ce changement, de l'orienter vers plus de croissance et de bien-être.

Le massage balinais, comme vous le comprendrez à travers ces histoires, devient un outil puissant pour catalyser ce changement, pour conduire cette transformation. Comme vous le verrez, la beauté de cette pratique réside dans le fait qu'il ne s'agit pas simplement de soulager le stress ou la douleur physique, mais de quelque chose de beaucoup plus profond.

Alors, sans plus attendre, commençons ce voyage à travers des histoires de transformation personnelle. Laissons ces histoires nous inspirer, laissons-les nous montrer ce qui est possible lorsque nous nous ouvrons à la sagesse et à la pratique du massage balinais. Voyons comment cette ancienne tradition de guérison peut déclencher un processus de changement qui nous permet de découvrir notre véritable essence et, surtout, d'apprécier et d'honorer la beauté et la sagesse de notre propre parcours de transformation personnelle.

J'aimerais commencer par l'histoire d'Indira, une femme qui, comme beaucoup d'entre nous, était prise dans les exigences incessantes de sa vie quotidienne. Elle travaillait de longues heures dans son bureau, faisait la navette dans la circulation urbaine et luttait pour maintenir un équilibre entre sa carrière et sa famille. Cela vous semble familier ?

Comme l'affirme le psychologue et spécialiste du stress Richard Lazarus dans son livre "Stress and Emotion : A New Synthesis" (1999), le stress chronique peut avoir un impact profond et néfaste sur notre santé physique et mentale. Indira ressentait les effets de ce stress chronique. Non seulement elle se sentait physiquement épuisée, mais elle éprouvait également de l'anxiété et un sentiment de déconnexion par rapport à sa propre vie.

Tout a changé lorsqu'elle a décidé d'assister à une séance de massage balinais dans un centre de bien-être pendant ses vacances à Bali. La masseuse, avec ses mains habiles et aimantes, a travaillé sur ses muscles tendus, ses articulations raides, et a aidé à libérer l'énergie stagnante dans son corps. Et que s'est-il passé ensuite ? Eh bien, je vous promets que ce qui s'est passé n'est rien de moins qu'un miracle.

Indira éprouve un sentiment de soulagement et de détente comme jamais auparavant. Mais ce n'est pas tout. Comme le dit Marianne Williamson, auteur et experte en spiritualité, dans son ouvrage "Le retour à l'amour" (1992), "c'est notre propre pensée qui nous conduit dans l'obscurité, mais elle peut aussi nous ramener à la lumière". Et elle peut aussi nous ramener à la lumière". Et pour Indira, ce massage balinais a été une lumière éclatante dans l'obscurité.

Le massage a non seulement soulagé ses douleurs et tensions physiques, mais il lui a également permis d'affronter et de libérer les émotions refoulées qu'elle portait. Elle a eu l'impression de se libérer d'un fardeau qu'elle portait depuis si longtemps. Car, comme l'explique le célèbre auteur Eckhart Tolle dans "The Power of Now" (1997), ce n'est qu'en étant présent, en étant vraiment dans l'ici et le maintenant, que nous pouvons commencer à libérer la souffrance et la tension que nous portons.

Cette expérience a été si profonde pour Indira qu'elle a décidé d'aller plus loin. Elle a commencé à étudier le massage balinais et à l'intégrer dans sa vie quotidienne. Ce faisant, elle a non seulement amélioré sa santé physique et mentale, mais a également vécu une transformation profonde de sa relation avec elle-même et avec le monde qui l'entoure.

Vous vous demandez peut-être ce qu'il y a de si spécial dans l'histoire d'Indira et pourquoi je la partage avec vous ? La vérité est que nous sommes tous, à un niveau ou à un autre, Indira. Nous sommes tous porteurs de stress, de tensions et de peurs. Nous aspirons tous à nous libérer de ces fardeaux et à vivre une transformation personnelle. Dans ce chapitre, je vous invite à découvrir comment le massage balinais peut vous aider à catalyser cette transformation, comme il l'a fait pour Indira.

Une autre histoire que je souhaite partager avec vous est celle d'Arjuna, un homme qui souffrait d'insomnie chronique. Avez-vous déjà connu des nuits où, malgré votre épuisement, vous n'arrivez pas à vous endormir ? Ou avez-vous connu ces moments où vous vous réveillez au milieu de la nuit, avec un esprit agité qui ne vous laisse pas vous rendormir ? Si c'est le cas, vous pouvez comprendre ce que vivait Arjuna.

Arjuna, comme beaucoup d'entre nous, a cherché des solutions partout. Il a essayé les somnifères, les thérapies cognitives et comportementales, et a même changé radicalement son mode de vie. Mais rien ne semblait fonctionner. Jusqu'à ce qu'il décide, en désespoir de cause, d'essayer les massages balinais.

Que s'est-il donc passé ? Selon l'expert du sommeil et auteur Matthew Walker dans son livre "Why We Sleep" (2017), un sommeil sain est fondamental pour notre bien-être et le maintien de notre santé mentale et physique. Pour Arjuna, le massage balinais est devenu un outil clé pour retrouver la santé de son sommeil.

À chaque séance de massage, Arjuna a ressenti un sentiment de détente et de paix. Au début, il pensait qu'il s'agissait simplement de l'effet immédiat du massage, mais il s'est vite rendu compte que ces effets s'étendaient bien au-delà de la salle de massage. Il a commencé à mieux dormir, à se réveiller plus reposé et à éprouver un plus grand sentiment d'équilibre et de bien-être dans sa vie quotidienne.

Comme l'explique Arjuna, "le massage balinais n'était pas seulement un traitement pour mon corps, mais aussi pour mon esprit. Il m'a aidée à me détendre, à relâcher la tension et le stress, et à me connecter à un sentiment de paix et de tranquillité dont j'avais oublié l'existence". Plus important encore, il l'a aidée à renouer avec le sommeil, ce précieux cadeau que nous tenons souvent pour acquis.

Avez-vous déjà eu des problèmes de sommeil ? Ou peut-être avez-vous l'impression de ne pas dormir aussi bien que vous le souhaiteriez ? Si c'est le cas, l'histoire d'Arjuna est un signe que vous n'êtes pas seul et qu'il y a de l'espoir.

Bien sûr, chacun d'entre nous est différent et ce qui fonctionne pour l'un peut ne pas fonctionner pour l'autre. Mais ce que ces histoires illustrent, c'est le pouvoir du massage balinais de transformer nos vies d'une manière que nous ne pouvons souvent pas anticiper.

Cela m'amène à une autre réflexion. Souvent, nous considérons les massages et autres thérapies de bien-être comme une sorte de "traitement", quelque chose que nous faisons pour "régler" un problème ou une maladie. Mais ce que ces histoires nous apprennent, c'est que le massage balinais est bien plus que cela. C'est un chemin vers une meilleure connaissance de soi, un chemin vers une vie plus équilibrée et plus saine. Êtes-vous prêt à vous embarquer dans ce voyage ? Parce que, je vous le promets, c'est un voyage qui vaut la peine d'être entrepris.

J'aimerais maintenant vous présenter Sari, une femme forte et résistante. Après un accident de voiture, Sari s'est retrouvée avec des douleurs dorsales chroniques qui l'ont presque immobilisée les jours les plus difficiles. Elle a essayé toutes les thérapies physiques et tous les analgésiques possibles, mais rien ne semblait pouvoir soulager sa souffrance. Cela vous semble-t-il familier ? Avez-vous déjà souffert d'une douleur qui vous accompagne depuis plus longtemps que vous ne vous en souvenez ?

En dernier recours, Sari s'est risquée à essayer le massage balinais. Comme le dit l'auteure Brené Brown dans son livre "Rising Strong" (2015), "la vulnérabilité ne consiste pas à gagner ou à perdre ; il s'agit d'avoir le courage de se montrer et d'être vu lorsque nous n'avons aucun contrôle sur le résultat". Sari s'est montrée vulnérable, prête à essayer quelque chose de nouveau, et cela a porté ses fruits.

Chaque séance de massage balinais a permis à Sari de soulager la douleur physique, certes, mais le plus surprenant est qu'elle a également réussi à libérer la douleur émotionnelle qui était ancrée dans son corps. Le massage balinais l'a aidée à guérir non seulement son corps, mais aussi son esprit.

Sari raconte : "Le massage balinais m'a aidé à relâcher les tensions dans mon corps, mais il m'a aussi permis de libérer les émotions et les pensées qui affectaient mon bien-être. Non seulement il m'a aidée à guérir mon corps, mais il m'a aussi aidée à guérir mon âme et mon esprit.

Avez-vous déjà eu l'impression d'être bloqué, de porter un poids dont vous ne pouvez pas vous défaire ? Si c'est le cas, l'expérience de Sari vous parle peut-être. Le massage balinais peut être un outil puissant pour libérer les tensions physiques et émotionnelles et vous aider à trouver un plus grand sentiment de liberté et de bien-être dans votre vie.

Dans ce chapitre, nous vous avons présenté des histoires de transformation personnelle grâce au massage balinais. Chacune de ces histoires est unique, mais elles partagent toutes un thème commun : le pouvoir du massage balinais d'apporter la guérison et la transformation dans nos vies.

J'espère que ces histoires vous ont inspiré et vous ont montré les possibilités qu'offre le massage balinais. Plus important encore, j'espère qu'elles vous ont montré que vous n'êtes pas seul. Nous sommes tous confrontés à des défis, et nous avons tous la capacité de les surmonter.

Comme vous le savez, dans le chapitre suivant, "Approfondir vos connaissances : Poursuite des études et spécialisation", nous explorerons les moyens d'approfondir votre compréhension et vos compétences en matière de massage balinais. Je serai heureux de vous guider sur ce chemin de la découverte et de l'apprentissage. Où que vous en soyez dans votre voyage, il y a toujours plus à découvrir, plus à apprendre. Je me réjouis de vous y retrouver.

Chapitre 17 : Approfondir ses connaissances : Poursuite des études et spécialisation

Bienvenue à l'étape suivante de votre voyage de transformation, le moment où vous sauterez dans l'abîme de la spécialisation et deviendrez un véritable connaisseur de l'art du massage balinais. Il s'agit d'un territoire inexploré, d'un vaste océan de connaissances prêt à être découvert. Mais pourquoi la spécialisation est-elle si importante, pourquoi est-il essentiel d'approfondir ses études ?

Imaginez que vous soyez un chef cuisinier. Vous savez peut-être préparer un plat de pâtes, mais cela ne fait pas de vous un expert en cuisine italienne. Il en va de même pour le massage balinais. Connaître les techniques de base et effectuer un massage n'est qu'un début, ce sont les pâtes. Pour cuisiner des lasagnes, réaliser une authentique carbonara ou surprendre vos invités avec un tiramisu qui les laissera sans voix, vous devez maîtriser les techniques les plus avancées, connaître les ingrédients à la perfection et avoir une véritable passion pour la cuisine italienne. Tout cela demande du temps, de l'étude et de la pratique. Il en va de même pour le massage balinais.

Le fait d'être ici, en train de lire ce chapitre, démontre déjà votre intérêt et votre engagement à approfondir cet art ancien. Et je vous en félicite. Ce n'est pas tous les jours que l'on décide de plonger dans les profondeurs de sa passion, de relever de nouveaux défis et d'être prêt à apprendre. Mais vous êtes là, prêt à vous lancer dans cette aventure. Et vous n'êtes pas seul. Je suis là pour vous guider, pas à pas, dans ce voyage de découverte.

Pour commencer, posons-nous une question fondamentale : vous considérez-vous comme un étudiant ou plutôt comme un enseignant ? Quelle que soit votre réponse, j'ai une bonne nouvelle pour vous. Pour reprendre la célèbre phrase du poète et éducateur William Butler Yeats, "l'éducation n'est pas le remplissage d'un seau, mais l'allumage d'une flamme". Et c'est précisément ce que nous allons faire dans ce chapitre, allumer la flamme de la connaissance, de la passion et de l'engagement pour l'apprentissage tout au long de la vie.

Et maintenant, par où commencer ? Dans le monde de la massothérapie, comme dans n'importe quel autre domaine, les chemins à suivre sont multiples. Certains préfèrent se spécialiser dans les techniques de massage avancées, d'autres s'intéressent davantage au lien entre le massage et la médecine traditionnelle, tandis que d'autres encore sont fascinés par la psychologie du toucher et le rôle qu'il joue dans le bien-être mental et émotionnel.

Quels que soient vos intérêts, ce chapitre vous guidera à travers une variété d'options afin que vous puissiez continuer à développer vos connaissances et vos compétences dans le domaine du massage balinais. Nous vous présenterons quelques-unes des voies de spécialisation les plus populaires, en partageant avec vous l'expérience et les connaissances d'experts qui ont suivi ces voies et marqué de leur empreinte le monde du massage balinais. Nous vous donnerons également des conseils et des ressources afin que vous puissiez continuer à apprendre par vous-même, toujours à votre rythme et en fonction de vos besoins et de vos intérêts.

Avant de commencer, n'oubliez pas que cette aventure est la vôtre. Vous êtes le capitaine de votre navire et le maître de votre voyage d'apprentissage. Je vous fournirai la carte, mais c'est vous qui choisirez l'itinéraire et la destination finale.

Allons un peu plus loin. Imaginez un instant que vous tenez dans vos mains un bijou précieux, unique en son genre. Pour vraiment apprécier sa beauté et sa valeur, vous ne devez pas seulement le regarder sous un seul angle, mais vous devez le retourner, le regarder sous différents éclairages et sous différentes perspectives. C'est ainsi qu'il faut considérer l'art du massage balinais, comme un bijou qui mérite d'être exploré sous tous les angles possibles.

L'un de ces angles est la médecine traditionnelle balinaise, ou Usadha Bali. Le massage balinais et l'Usadha Bali sont intrinsèquement liés, comme les deux faces d'une même pièce. Pour bien comprendre l'un, il faut comprendre l'autre. Comme l'explique le Dr Wayan Nyoman Sudibia, expert en médecine balinaise, dans son livre "Usada Bali : Traditional Balinese Medicine" (2004), "Usadha Bali est l'essence de la médecine balinaise, c'est l'équilibre de l'esprit, du corps et de l'âme, tous interconnectés par l'énergie vitale, ou prana". Imaginez à quel point votre pratique du massage pourrait être plus approfondie si vous compreniez ces concepts et les appliquiez dans votre travail.

Un autre aspect fascinant à explorer est la psychologie du toucher. La recherche a montré que le toucher a un impact significatif sur notre santé mentale et émotionnelle. Dans "Touch : The Science of Hand, Heart, and Mind" (2015), le neuroscientifique David J. Linden explique comment le toucher influence nos décisions, nos relations et notre compréhension du monde. Ne serait-il pas étonnant que vous puissiez utiliser ces informations pour enrichir vos séances de massage et offrir un plus grand bien-être à vos clients ?

Et ce ne sont là que deux exemples. Il existe de nombreux autres angles sous lesquels vous pouvez explorer et approfondir vos connaissances dans l'art du massage balinais. Je vous mets au défi de plonger dans cette vaste bibliothèque de connaissances et de trouver ce qui vous passionne, ce qui vous intrigue et ce qui vous fait progresser sur le plan professionnel et personnel.

N'oubliez pas de ne jamais cesser d'apprendre. Comme le dit l'écrivain et pédagogue Helen Keller, "la vie est une aventure audacieuse, ou elle n'est rien". N'ayez donc pas peur de vous aventurer dans l'inconnu, de suivre votre curiosité et de repousser vos limites. C'est l'essence même du véritable apprentissage.

Êtes-vous prêt pour cette aventure ? Êtes-vous prêt à explorer, à découvrir et à grandir ? Si votre réponse est un "oui" retentissant, alors, cher lecteur, poursuivons ensemble ce voyage fascinant.

Oui, cher ami ! Nous sommes dans le même bateau. Passons maintenant à quelques exemples pratiques qui vous aideront à voir comment vous pouvez élargir vos horizons et approfondir votre connaissance du massage balinais.

Pensez un instant à un masseur balinais expert que vous connaissez ou que vous admirez. Observez ses mouvements, son toucher, sa respiration pendant qu'il travaille. Avez-vous déjà remarqué qu'il semble avoir un sixième sens, une intuition profonde qui le guide tout au long de chaque séance de massage ? Ce n'est pas une coïncidence. Comme l'explique Ida Bagus Oka, maître respecté du massage balinais, dans son livre "The Wisdom of Touch : The Way of the Balinese Masseur" (2010), ce "sixième sens" est le résultat d'années de pratique et d'étude, d'une immersion profonde dans l'art et la science du massage balinais. Imaginez comment votre pratique pourrait s'épanouir si vous pouviez développer cette intuition profonde dans votre travail.

Un autre exemple pratique provient de la médecine traditionnelle balinaise, que j'ai mentionnée plus haut. Supposons que vous décidiez de suivre ma suggestion et d'explorer le monde fascinant d'Usadha Bali. Vous commencez à vous familiariser avec les herbes et les plantes médicinales utilisées dans les massages balinais, leur rôle dans la guérison et leur lien avec les anciens rituels balinais. Dans votre pratique, vous commencez à intégrer ces éléments dans vos séances de massage, créant ainsi une expérience de bien-être encore plus profonde et holistique pour vos clients.

Pouvez-vous imaginer la valeur ajoutée que vous pourriez offrir à vos clients, le niveau de satisfaction et de bien-être que vous pourriez leur procurer ?

C'est là le véritable pouvoir de la spécialisation et de l'apprentissage continu. Comme le dit l'écrivain et conférencier Brian Tracy, "l'engagement en faveur de l'excellence et de l'amélioration continue... est le chemin le plus court et le plus sûr vers le succès". En élargissant vos connaissances et vos compétences, non seulement vous vous améliorez en tant que massothérapeute, mais vous enrichissez également la vie de ceux que vous touchez.

Je vous encourage donc à prendre le chemin le moins fréquenté, à continuer d'explorer et d'apprendre, à plonger dans le monde fascinant du massage balinais. N'oubliez pas que c'est votre aventure, et que le voyage est aussi gratifiant que la destination.

Poursuivons, cher ami, ce voyage passionnant. Êtes-vous prêt à entamer la prochaine étape de votre voyage d'apprentissage ?

C'est vrai, cher ami, entamons la dernière étape de ce chapitre et je t'emmènerai plus loin dans notre merveilleux voyage. Laisse-moi te guider par la main à travers les étendues infinies de connaissance et de sagesse qu'il nous reste à explorer.

J'espère que vous avez apprécié ce voyage dans le monde de l'expansion des connaissances et de l'expertise dans l'art du massage balinais. Nous avons navigué sur les courants de l'expérience directe et plongé dans les profondeurs de la sagesse ancienne et de la science moderne. Nous avons appris ensemble que le chemin vers la maîtrise du massage balinais est un voyage en constante évolution, plein de découvertes et d'enrichissement personnel.

Mais saviez-vous que ce voyage ne fait que commencer ? Oui, c'est le cas. Croyez-le ou non, il y a encore plus de mystères et de merveilles à découvrir. À chaque coin de rue, à chaque étape, vous trouverez des occasions d'approfondir votre compréhension et d'affiner vos compétences. Comme le dit très justement le célèbre maître zen Shunryu Suzuki dans son ouvrage "Beginner's Mind : Zen's Guide to Happiness" (1970), "Dans l'esprit du débutant, les possibilités sont nombreuses, dans l'esprit de l'expert, elles sont rares".

Dans le prochain chapitre, nous nous plongerons dans le monde passionnant de la science du massage balinais. Nous découvrirons comment les récentes avancées en neurosciences et en psychologie peuvent améliorer notre pratique et offrir de nouveaux niveaux de bien-être et de guérison à nos clients. Nous verrons comment la sagesse ancestrale du massage balinais s'aligne sur les dernières recherches scientifiques, offrant un cadre holistique et puissant pour le soin du corps, de l'âme et de l'esprit.

Alors, êtes-vous prêt à vous embarquer dans ce voyage passionnant ? Êtes-vous prêt à explorer davantage le monde passionnant du massage balinais ? Car, mon ami, je te promets que l'aventure va devenir encore plus intéressante.

Oui, chaque pas que vous faites vous rapproche du masseur balinais que vous aspirez à devenir. Sentez ce savoir s'accrocher à vous, vous transformer, éclairer votre chemin. Est-ce passionnant pour vous ? Bien sûr, car c'est la voie que vous avez choisie, la voie que vous aimez.

Poursuivons donc ensemble, main dans la main, ce passionnant voyage de découverte et de croissance. J'ai hâte de partager avec vous les secrets que la science a révélés sur le massage balinais dans le prochain chapitre. On y va ?

Chapitre 18 : Le massage balinais et la science : des preuves du pouvoir de guérison

Vous êtes-vous déjà demandé pourquoi le massage balinais est si efficace, pourquoi il a le pouvoir de soulager les tensions, de réduire la douleur et de favoriser le bien-être général des personnes qui le reçoivent ?

La réponse à ces questions se trouve dans la science. Oui, vous avez bien lu. La science. La pratique du massage balinais n'est pas seulement un art hérité des générations passées. C'est aussi une science étayée par des études et des recherches modernes.

Ce fait peut vous surprendre à première vue. Après tout, lorsque nous pensons au massage balinais, nous avons tendance à nous concentrer sur ses aspects les plus mystiques et spirituels. Mais si l'on y réfléchit bien, c'est tout à fait logique. Tout au long de l'histoire, l'humanité a utilisé la science pour comprendre et améliorer diverses formes d'art et de pratiques traditionnelles. Le massage balinais ne fait pas exception à la règle.

Qu'est-ce que la science nous apprend exactement sur le massage balinais ? Comment pouvons-nous utiliser les progrès scientifiques pour mieux comprendre cette ancienne pratique de guérison ? C'est exactement ce dont nous allons parler dans ce chapitre.

Commençons par l'une des affirmations les plus courantes concernant le massage balinais : il a le pouvoir de soulager la tension et le stress. Cette affirmation n'est pas une simple croyance populaire. Il a été scientifiquement prouvé que le massage balinais peut réduire le taux de cortisol, l'hormone du stress, dans l'organisme.

Dans une étude publiée dans le Journal of Bodywork and Movement Therapies en 2013, un groupe de chercheurs a mené une expérience au cours de laquelle ils ont soumis une série de personnes à une séance de massage balinais. Après la séance, les individus ont montré une réduction significative de leur taux de cortisol. Cette réduction s'est accompagnée d'une diminution du niveau de stress et d'un sentiment général de détente.

Avez-vous remarqué quelque chose de similaire lors de vos propres expériences avec le massage balinais ? Avez-vous ressenti ce sentiment de soulagement et de relaxation après une séance de massage ? Vous savez maintenant que ce n'est pas le fruit de votre imagination. La science confirme ces expériences.

Fascinant, n'est-ce pas ? Mais ce n'est pas tout. La science a encore beaucoup à nous apprendre sur le massage balinais. Que diriez-vous d'aller encore plus loin dans cette passionnante aventure de découverte scientifique ? Êtes-vous prêt à explorer les merveilles cachées derrière le pouvoir de guérison du massage balinais ?

Rappelez-vous qu'il n'y a rien de magique ou de mystérieux à vouloir comprendre le pourquoi des choses. En fait, comprendre les fondements scientifiques du massage balinais peut vous faire apprécier encore plus cette pratique ancienne. Après tout, le savoir, c'est le pouvoir, et chaque information que vous acquerrez au cours de ce voyage vous rapprochera un peu plus du maître praticien en massage balinais que vous aspirez à devenir.

Êtes-vous dans cet état d'émerveillement et de fascination, ce lieu où la science et la tradition se rencontrent pour danser dans une fusion harmonieuse de compréhension et de respect ? Je suis heureux que vous soyez ici avec moi, pour profiter de ce voyage.

Mais attendez, ce n'est pas tout. D'autres découvertes scientifiques surprenantes. Le massage balinais, comme nous l'avons mentionné, diminue le cortisol, l'hormone du stress, mais augmente également la production de sérotonine et de dopamine, les neurotransmetteurs liés au bonheur et au bien-être.

Imaginez un peu. Un endroit où l'on peut soulager les tensions, réduire le stress et augmenter le bonheur, le tout en une seule séance de massage balinais. Cela ne semble-t-il pas magique ? Et tout cela est étayé par la science.

En 2010, un groupe de chercheurs dirigé par Maria Hernandez-Reif, auteur du Field's Touch Research Institute à l'université de Miami, a constaté que les personnes qui recevaient régulièrement des massages présentaient des taux de sérotonine et de dopamine plus élevés que celles qui n'en recevaient pas.

Cela explique peut-être pourquoi vous vous sentez si bien après un massage balinais. Cette euphorie, cette sensation de légèreté, n'est pas seulement due à l'atmosphère détendue ou à l'huile de coco. Il s'agit d'une réponse chimique de votre cerveau, déclenchée par le pouvoir curatif des mains du masseur.

Et si je vous disais que la science a encore plus à nous apprendre ? Et si je vous disais que le massage balinais peut aider à augmenter la circulation sanguine, favoriser la cicatrisation des tissus et améliorer le système immunitaire ?

Vous souvenez-vous du chapitre 6 sur les secrets de l'huile de coco ? Nous avons vu comment l'huile de coco, un composant essentiel du massage balinais, peut nourrir et rajeunir la peau. Mais il s'avère que, parallèlement aux techniques de massage, elle peut également contribuer à améliorer la circulation sanguine.

Lorsque les mains de la masseuse glissent sur votre corps, pressant et détendant vos muscles, votre sang circule plus facilement. Cette circulation accrue peut aider à transporter les nutriments et l'oxygène vers les cellules de votre corps, ce qui favorise la santé et aide à la réparation et à la récupération des tissus.

Et puis il y a le système immunitaire. Ce merveilleux système de défense que votre corps utilise pour lutter contre les maladies et rester en bonne santé. Selon une étude publiée en 2010 dans le Journal of Alternative and Complementary Medicine, le massage peut augmenter le nombre de lymphocytes, un type de globules blancs qui joue un rôle crucial dans la défense de l'organisme contre les maladies.

N'est-ce pas étonnant, cela ne vous donne-t-il pas envie de vous immerger encore plus dans la pratique et les merveilles du massage balinais, cela ne vous fait-il pas ressentir cette curiosité bouillonnante, ce désir d'en savoir plus et de devenir encore meilleur dans ce que vous faites ?

Dans ce voyage que nous faisons ensemble, n'est-il pas fascinant de constater à quel point la pratique du massage balinais devient plus profonde et plus significative au fur et à mesure que nous en apprenons davantage sur ses fondements scientifiques ? C'est comme une tapisserie en constante expansion, avec chaque nouveau fil de connaissance qui se tisse, ajoutant plus de détails et de nuances à l'image que nous sommes en train de construire.

C'est la beauté de la science, n'est-ce pas ? Elle nous permet d'aller au-delà de la surface, au cœur même des choses. Alors, que diriez-vous d'aller de l'avant et de découvrir d'autres trésors cachés ?

Parlons d'une étude de 2012, menée par une équipe de l'Université d'Auckland, qui s'est intéressée à l'effet des massages sur la récupération musculaire après l'exercice. Saviez-vous que les participants qui ont reçu un massage après l'exercice ont montré une récupération musculaire significativement plus rapide que ceux qui n'en ont pas reçu ?

Imaginez maintenant l'impact que cela peut avoir sur votre pratique du massage balinais. Pensez à l'efficacité avec laquelle vous pouvez aider vos clients à se remettre d'un programme d'exercices intensifs. Vous devenez un facilitateur de leur bien-être, un allié sur le chemin de la santé et de la vitalité.

Ou encore, pensez aux athlètes et aux sportifs que vous servez. N'est-il pas extraordinaire de savoir que vous avez entre les mains une technique scientifiquement éprouvée pour accélérer leur rétablissement ? Vous avez le pouvoir de faire une réelle différence dans leur vie et leurs performances.

C'est là que le lien entre l'art du massage balinais et la science devient si réel et tangible, ne pensez-vous pas ? Vous ne pratiquez pas seulement un art de guérison ancien, vous appliquez une science du bien-être étayée par des recherches et des études solides.

Et si nous nous aventurions encore plus loin dans le domaine de la science et explorions un autre bienfait du massage balinais, un bienfait qui pourrait vous surprendre ?

Selon une étude publiée en 2011 dans la revue Science Translational Medicine, le massage peut contribuer à réduire l'inflammation dans les muscles endommagés en stimulant les cellules mitochondriales, les "centrales énergétiques" des cellules. Cela signifie que le massage balinais, avec ses techniques spécifiques de pression et de mouvement, peut contribuer à accélérer le processus de guérison des blessures musculaires.

Réfléchissez-y un instant. Imaginez le potentiel que cela représente pour votre pratique. Pensez à tous ceux qui viennent vous voir pour soulager leurs douleurs, à tous ceux qui dépendent de vos capacités pour les aider à guérir. Avec ces informations entre les mains, n'avez-vous pas l'impression d'être habilité, d'avoir une connaissance spéciale qui vous permet d'en faire encore plus pour eux ?

C'est la merveilleuse synergie entre la science et l'art, entre la recherche et la pratique. Chacun se nourrit et s'enrichit de l'autre, créant une danse qui n'en est que plus enrichissante. Et vous, cher lecteur, êtes au centre de cette danse, tisserand d'histoires et porteur de sagesse.

Cela ne vous donne-t-il pas l'impression d'être encore plus engagé et passionné par votre pratique du massage balinais ? Savoir que vous ne suivez pas seulement une ancienne tradition de guérison, mais que vous mettez également en œuvre une science qui a fait ses preuves. Vous êtes, dans tous les sens du terme, un praticien de la science du bien-être, un guérisseur à votre manière.

Et ce n'est pas tout. Des études explorent l'effet du massage sur le système immunitaire, d'autres s'intéressent à son impact sur la santé mentale, et la liste est encore longue. Tel est le pouvoir du massage balinais et de la science. Et vous, cher lecteur, êtes au centre de ce merveilleux univers en expansion.

Tout au long de ce chapitre, nous avons voyagé des confins du cosmos à l'intimité de nos cellules, exploré la danse entre la pratique ancestrale du massage balinais et les merveilles de la science moderne. Et pendant tout ce temps, vous avez été un partenaire incroyable. Vous avez ouvert votre esprit, partagé ma fascination et, ensemble, nous avons découvert un monde de possibilités.

Mais attendez, ce n'est pas tout... Êtes-vous prêt pour la prochaine étape de notre aventure commune ?

Dans le prochain chapitre, nous explorerons les bienfaits invisibles du massage balinais. Vous êtes-vous déjà interrogé sur l'impact psychologique et émotionnel du massage balinais

? Sur la manière dont cette pratique ancestrale peut affecter notre santé mentale et émotionnelle ?

Je suis sûr que vous trouverez cela fascinant. Pouvez-vous imaginer ce que vous ressentiriez si vous connaissiez l'ampleur des bénéfices que vous apportez à vos clients ? Ce que vous ressentiriez si vous saviez que vous avez le pouvoir d'améliorer leur santé physique, mentale et émotionnelle ?

Alors que vous vous préparez à la prochaine étape de notre voyage, je vous encourage à réfléchir à tout ce que nous avons appris ensemble dans ce chapitre. Réfléchissez à la façon dont ces connaissances peuvent enrichir votre pratique et à la façon dont vous pouvez les intégrer pour offrir une expérience de massage encore plus profonde et plus significative.

Je suis impatiente de poursuivre ce voyage avec vous, de continuer à explorer, à découvrir et à apprendre ensemble. Êtes-vous prêts ? Respirez profondément, souriez et préparez-vous, car le meilleur reste à venir. Je vous donne rendez-vous au prochain chapitre.

Chapitre 19 : Les bienfaits invisibles du massage balinais : impact psychologique et émotionnel".

Maintenant, cher lecteur, nous entrons dans un domaine qui est sans doute encore plus vaste et plus fascinant que celui de la physiologie du corps humain. Nous entrons dans le monde de l'esprit, de l'âme, de l'esprit humain. Car c'est là que le massage balinais a des effets qui sont, à bien des égards, plus surprenants et plus transformateurs que n'importe où ailleurs.

Nous savons que nous vivons dans un monde interconnecté. Dans la tradition balinaise, ce principe est connu sous le nom de Tri Hita Karana, l'harmonie entre l'homme, la nature et les dieux, un concept que nous avons exploré au chapitre 11. Mais si je vous disais que ce principe s'applique également à nous en tant qu'individus ? Que notre corps, notre âme et notre esprit sont intrinsèquement liés et que ce qui arrive à l'un affecte les autres.

Ainsi, lorsque nous parlons des "bienfaits invisibles" du massage balinais, nous faisons référence aux effets qui ne sont pas immédiatement visibles à l'œil nu, mais qui sont profondément ressentis et vécus dans notre être intérieur. Vous êtes-vous déjà arrêté pour réfléchir à ce que vous ressentez après avoir reçu un massage balinais ? Comment vos pensées sont soulagées, comment les tensions de l'esprit se dissipent, comment vous ressentez un sentiment de paix et de tranquillité ?

C'est ce que nous allons explorer dans ce chapitre. Mais tout d'abord, permettez-moi de vous poser une question importante : pourquoi pensez-vous que ces effets émotionnels et psychologiques sont importants ? Pourquoi pensez-vous que la façon dont vous vous sentez après un massage a de l'importance ?

Permettez-moi de vous donner un indice. Dans son livre "The Body Has the Say" (2005), l'auteure Alice Miller explore la relation entre le corps et l'esprit et la manière dont ils s'influencent mutuellement. Elle affirme que nos émotions et nos pensées peuvent avoir un impact direct sur notre santé physique. N'est-il donc pas raisonnable de penser que si un massage balinais peut avoir un effet sur nos émotions et nos pensées, il pourrait également avoir un impact sur notre santé physique ?

Pensez-y un instant : comment vous sentez-vous lorsque vous êtes détendu et en paix ? N'avez-vous pas l'impression que tout votre corps fonctionne mieux ? Que l'énergie circule plus librement ? C'est exactement ce qui se passe. Et c'est là tout le pouvoir du massage balinais.

Mais ne vous inquiétez pas, nous n'allons pas nous contenter de vous parler de théories abstraites. Nous allons plonger dans le monde fascinant de la recherche scientifique et psychologique pour explorer comment et pourquoi le massage balinais a des effets si étonnants sur notre esprit et notre âme. Entrons au cœur de ce qui rend le massage balinais vraiment spécial.

Alors, respirez profondément, détendez-vous et préparez-vous à un voyage de découverte. Car, après tout, qu'y a-t-il de plus excitant que d'explorer les mystères de notre esprit et de notre âme ?

Le Dr Tiffany Field, réputée pour ses recherches au Touch Research Institute, a publié en 1998 une étude intitulée "Massage in Preschoolers with Severe Emotional Problems : A Case Study" (Le massage chez les enfants d'âge préscolaire souffrant de graves problèmes émotionnels : une étude de cas). Dans cette étude, Tiffany Field explique comment le massage peut être particulièrement bénéfique pour ceux qui luttent contre des problèmes émotionnels et psychologiques.

Le massage balinais, comme vous le savez, n'est pas simplement une approche mécanique pour soulager la tension musculaire, c'est une danse, un art, une façon de communiquer sans mots. Car, à bien y réfléchir, qu'est-ce qu'un toucher si ce n'est une forme de communication ? Lorsque vos mains glissent sur la peau de quelqu'un, vous lui dites : "Je suis là pour toi. Je te vois. J'ai de l'estime pour vous. Et pour quelqu'un qui fait face à un stress émotionnel, cela peut être incroyablement puissant.

Mais les bienfaits émotionnels du massage balinais ne se limitent pas au simple sentiment d'être apprécié et soigné. Avez-vous déjà réfléchi à la façon dont notre corps supporte le stress ? Lorsque nous sommes stressés ou anxieux, nos muscles se tendent, nos épaules se haussent, notre mâchoire se serre. C'est comme si nous nous préparions constamment à recevoir un coup. Mais que se passe-t-il lorsque ce coup ne vient jamais ? Cette tension reste dans notre corps, créant de la douleur et de l'inconfort. Et cela, à son tour, peut alimenter nos sentiments de stress et d'anxiété. C'est un cercle vicieux.

C'est là que le massage balinais entre en jeu. En soulageant la tension physique, il peut également contribuer à briser le cycle du stress et de l'anxiété. Mais ce n'est pas tout. Certaines recherches, comme celles menées par Field, suggèrent que le massage peut même contribuer à réduire les niveaux de cortisol, l'hormone du stress, dans l'organisme.

Vous rendez-vous compte à quel point c'est extraordinaire ? Non seulement vous aidez quelqu'un à se sentir mieux sur le plan physique, mais vous contribuez également à réduire l'une des principales hormones qui contribuent au stress et à l'anxiété.

Je vous propose d'imaginer un instant que vous êtes masseur à Bali. Imaginez que vous avez devant vous un client qui est stressé depuis des mois. Vous voyez ses épaules voûtées, son visage tendu. Vous voyez ses épaules voûtées, la tension sur son visage. Que ressentiriez-vous si vous saviez que vous avez le pouvoir d'aider cette personne à relâcher cette tension, non seulement dans son corps, mais aussi dans son esprit ? Comment cela changerait-il votre façon de voir votre travail ?

Et si vous êtes quelqu'un qui se fait masser, comment cela change-t-il votre perspective sur les massages ? Cela ne vous semble-t-il pas maintenant une façon encore plus profonde de prendre soin de vous ?

Je souhaite que vous restiez sur ces questions, que vous les exploriez. Car en fin de compte, ce que nous essayons de faire ici, c'est de vous aider à voir le massage balinais non seulement comme une forme de relaxation, mais aussi comme une forme de soin émotionnel et psychologique. Et dans cette exploration, il se peut que vous rencontriez quelques surprises en cours de route.

À titre d'exemple concret, j'aimerais partager avec vous l'histoire de Made, un masseur balinais que je connais. Made était pêcheur, mais un jour il a décidé de changer de métier et de devenir masseur. Au début, il l'a fait simplement parce qu'il pensait que c'était une façon un peu moins ardue de gagner sa vie. Mais il s'est rendu compte d'une autre chose.

L'une de ses premières clientes s'appelait Sarah. Sarah était une touriste venue à Bali pour se reposer et se détendre. Mais comme Made l'a rapidement découvert, Sarah était confrontée à bien plus que le stress de la vie quotidienne. Sarah venait de perdre sa mère et devait faire face à la douleur et au chagrin de cette perte.

Made fit ce qu'il savait faire de mieux : il commença à masser Sarah, en bougeant ses mains selon les rituels et les mouvements qu'il avait appris. Et quelque chose d'incroyable se produisit. Sarah se mit à sangloter, des larmes coulant sur son visage. Made a d'abord été surpris, puis a réalisé que c'était exactement ce dont Sarah avait besoin. Non seulement d'un soulagement physique, mais aussi d'un espace sûr pour libérer sa douleur émotionnelle.

Sarah est sortie de la séance en se sentant plus légère qu'elle ne l'avait été depuis des mois. Et Made ? Il s'est senti transformé. Soudain, il a réalisé que son travail ne consistait pas simplement à soulager les tensions musculaires, mais qu'il avait le pouvoir d'aider les gens à guérir sur le plan émotionnel.

Cet exemple illustre le pouvoir du massage balinais, mais il ne s'agit pas seulement d'expériences anecdotiques. Des recherches menées par l'université de Miami dans le cadre d'une étude de 2010 intitulée "Effects of Massage on Depression" (Effets du massage sur la dépression) ont montré que les personnes qui recevaient régulièrement des massages voyaient leur niveau de dépression diminuer de manière significative.

Vous vous demandez peut-être : "Et si je ne suis pas masseur ? "Et si je ne suis pas masseur, en quoi tout cela peut-il m'être utile ?" Et c'est une excellente question. En effet, le massage balinais ne s'adresse pas uniquement aux masseurs ou aux personnes qui reçoivent le massage. Vous pouvez appliquer ces principes à votre vie quotidienne. Vous ne massez peut-être pas physiquement quelqu'un, mais vous pouvez "toucher" la vie des autres de nombreuses façons. Cela peut se faire par vos paroles, vos actions, votre présence. Ce faisant, vous pouvez aussi aider les gens à guérir et à se libérer de leur fardeau émotionnel.

En outre, en comprenant l'impact émotionnel et psychologique du massage balinais, vous pourrez apprécier encore plus les séances de massage que vous recevrez. Le fait de savoir que vous prenez soin non seulement de votre corps, mais aussi de votre esprit et de votre âme, peut rendre chaque séance encore plus significative et gratifiante.

Oui, c'est vrai. Le massage balinais a un effet magique. Non seulement il apaise nos muscles fatigués et endoloris, mais il pénètre également dans les recoins de notre psyché, mettant à jour des émotions cachées, apportant un immense soulagement, parfois même plus que le soulagement physique.

Comme nous l'avons exploré tout au long de ce chapitre, les bienfaits du massage balinais vont au-delà de ce que nous pouvons voir et toucher. Ils vont au-delà de la peau, des muscles, des émotions et de la psyché, offrant un moyen de traiter et de libérer ce qui nous pèse émotionnellement. En libérant ces émotions, il est possible de trouver une nouvelle clarté et une nouvelle perspective sur la vie.

Peut-être comprendrez-vous maintenant un peu mieux pourquoi tant de gens se rendent à Bali, non seulement pour se reposer et se détendre, mais aussi pour se retrouver. Car ici, sur cette petite île, l'air, la terre, les gens et, bien sûr, l'art du massage balinais ont quelque chose de spécial.

Mais si vous ne pouvez pas vous rendre à Bali, si vous vous trouvez dans le confort de votre propre maison, loin des plages et des temples de Bali, pourriez-vous ressentir les bienfaits invisibles du massage balinais ? La réponse est un oui retentissant. Même si les environnements sont différents, l'essence du massage balinais - l'équilibre, l'harmonie, la guérison - peut être appliquée n'importe où. C'est ce que nous allons explorer dans le prochain chapitre.

Ne vous inquiétez pas, vous n'aurez pas besoin de billet d'avion. Vous aurez plutôt besoin d'ouverture d'esprit, de volonté et d'un soupçon de curiosité. Je vous enseignerai comment intégrer les principes et les pratiques du massage balinais dans votre vie quotidienne, où que vous soyez. Non seulement vous apprendrez à prendre soin de vous, mais vous apprendrez aussi à rendre votre pratique durable.

Êtes-vous prêt à entamer cette nouvelle phase de votre voyage dans le massage balinais ? Êtes-vous prêt à voir comment vous pouvez prendre soin de vous-même tout en prenant soin des autres, en maintenant la tradition balinaise vivante et en l'amenant à de nouveaux sommets ? Si votre réponse est oui, j'ai hâte de vous retrouver dans le prochain chapitre, "Soins aux masseurs : soins personnels et durabilité dans la pratique". Je vous promets une exploration fascinante et transformatrice, qui vous permettra de plonger encore plus profondément dans le pouvoir et le potentiel du massage balinais. À bientôt, mon ami.

Chapitre 20 : Soins prodigués par les massothérapeutes : soins personnels et durabilité dans la pratique

Depuis que vous avez entamé ce voyage avec nous, vous avez beaucoup appris sur l'art et la science du massage balinais. Mais vous êtes-vous déjà demandé qui s'occupe du soignant ? Qui masse le masseur ? Qui entretient la flamme quand elle s'éteint ? C'est précisément ce dont nous allons parler dans ce chapitre.

Le massage balinais, comme toute autre pratique de pleine conscience, n'est pas seulement une carrière, c'est un chemin, un mode de vie. Et pour suivre ce chemin de manière durable, nous devons apprendre à prendre soin de nous-mêmes. Non seulement parce que nous le méritons, mais aussi parce que si nous ne prenons pas soin de nous-mêmes, notre capacité à prendre soin des autres s'épuisera.

Laissez-moi vous poser une question : avez-vous déjà ressenti un épuisement, physique ou émotionnel, après un massage ? Si votre réponse est oui, vous n'êtes pas seul. C'est un phénomène plus courant que vous ne le pensez et dont on ne parle pas assez. En tant que massothérapeutes, nous absorbons et libérons beaucoup d'émotions et de tensions pendant nos séances. Si elles ne sont pas gérées correctement, elles peuvent conduire à l'épuisement professionnel, voire au fameux "burn-out du masseur".

En explorant cette voie, n'oubliez pas que vous êtes aussi important que les personnes que vous aidez. Votre bien-être est essentiel à la qualité de votre travail et à la durabilité de votre pratique. Comme l'a dit la célèbre écrivaine et militante Audre Lorde dans son ouvrage "The Cancer Journals" (1980), "Prendre soin de moi n'est pas de la complaisance, c'est de l'auto-préservation, et c'est un acte de guerre politique". Alors, comment prendre soin de soi en tant que massothérapeute ? Comment assurer la durabilité de sa pratique ?

C'est là que les soins personnels et la durabilité entrent en jeu. L'autosoin fait référence à tout ce que vous faites pour préserver votre santé et votre bien-être. Il peut s'agir d'activités telles que l'exercice physique, une alimentation saine, un sommeil adéquat, la gestion du stress et le temps consacré à la détente et aux loisirs.

Qu'en est-il de la durabilité ? C'est là que les choses deviennent intéressantes. La durabilité dans la pratique du massage signifie que l'on peut continuer à le faire pendant longtemps, sans s'épuiser ni se blesser physiquement ou émotionnellement.

Vous vous demandez peut-être comment on peut prendre soin de soi tout en fournissant des soins de haute qualité aux autres ? Ce n'est pas facile, mais c'est possible et absolument nécessaire. Dans ce chapitre, nous allons donc explorer les moyens d'y parvenir, afin que vous puissiez continuer à briller, à enrichir des vies grâce à vos mains bienfaisantes, et à vivre votre voie du massage balinais de manière authentique et durable. Êtes-vous prêt ? Alors allons de l'avant sur ce chemin de l'autonomie et de la durabilité.

Sur ce chemin de l'autonomie et de la durabilité, la première règle est de reconnaître et d'accepter nos propres besoins et limites. Tout comme nous comprenons que chaque corps qui vient sur la table de massage est unique, nous devons également comprendre que nous, en tant que massothérapeutes, sommes uniques. Combien de massages pouvez-vous effectuer dans une journée avant de vous sentir épuisé ? De combien de temps avez-vous besoin entre les séances pour récupérer ? Quel type de soins personnels vous aide à recharger vos batteries ? Les réponses à ces questions varient d'une personne à l'autre, et c'est normal. L'essentiel est de se connaître et d'honorer ses besoins.

La psychologue et auteure Kristin Neff nous enseigne dans "Self-Compassion : The Power of Being Kind to Yourself" (2011), l'importance de l'autocompassion dans notre vie. Selon Kristin Neff, l'autocompassion consiste à être bienveillant envers soi-même en cas de douleur ou d'échec, plutôt que de se montrer critique. C'est particulièrement important pour nous, massothérapeutes, car nous absorbons souvent la douleur et la souffrance de nos clients. L'autocompassion peut être un outil puissant pour gérer cela.

Et voici un secret : il ne s'agit pas seulement de ce que vous faites en dehors de la salle de massage, mais aussi de la manière dont vous prenez soin de vous pendant que vous êtes dans la salle. Par exemple, il est essentiel de maintenir une bonne posture pendant le massage. Dans son livre "Saving Your Back" (2012), Jean Couch, expert en biomécanique et en ergonomie, explique qu'une mauvaise posture peut entraîner des douleurs dorsales chroniques et d'autres problèmes de santé. Si une bonne technique est essentielle pour réaliser un bon massage, elle est également importante pour votre propre bien-être physique.

Pensez-y : si vous êtes épuisé, pouvez-vous vraiment donner le meilleur de vous-même à vos clients ? Pouvez-vous être pleinement présent pour eux si votre corps vous fait souffrir ou si votre esprit est épuisé ? Permettez-moi de vous faire part d'un dicton que j'utilise souvent : "On ne peut pas verser de l'eau à partir d'une cruche vide". C'est exact, mon ami. Pour donner, il faut d'abord avoir.

Prendre soin de soi est aussi essentiel pour vous que la bonne technique l'est pour votre client. De même, une pratique durable vous permettra de continuer à faire ce que vous aimez pendant de nombreuses années. N'oubliez pas que le massage balinais n'est pas un sprint, mais un marathon. Et pour courir un marathon, vous devez rester en bonne santé, tant physiquement qu'émotionnellement.

Et voici une petite provocation : la prochaine fois que vous vous retrouverez sur la table de massage en tant que masseur, prenez le temps de vous contrôler. Comment vous sentez-vous ? Avez-vous besoin d'une pause ? Avez-vous besoin d'un massage vous-même ? Prêtez attention à ces signaux. Vos besoins sont importants. Et en honorant ces besoins, vous ne prenez pas seulement soin de vous, mais aussi de vos clients. Après tout, une masseuse heureuse et en bonne santé est en mesure de prodiguer de meilleurs soins, n'est-ce pas ?

Êtes-vous prêt à en savoir plus sur les moyens pratiques de prendre soin de soi et de la durabilité dans la pratique du massage balinais ? Entreprenons ce voyage ensemble, les pieds fermement plantés sur le sol de la compréhension de soi et les yeux fixés sur l'horizon de la santé et du bien-être.

Il est facile de négliger ses propres soins dans notre empressement à prendre soin des autres. Et si je vous disais que la façon dont vous prenez soin de vous peut influencer la qualité de votre pratique de massage ? Par exemple, avez-vous déjà remarqué que votre énergie peut fluctuer au cours de la journée ? Peut-être vous sentez-vous plein de vitalité le matin, mais en fin d'après-midi, vous vous sentez vidé. Cette prise de conscience de vos rythmes naturels peut vous aider à programmer vos séances de massage à des moments où vous êtes au mieux de votre forme - c'est un petit changement qui peut faire une grande différence !

En outre, on ne peut parler d'autosoins sans parler de nutrition. Comme le disait Hippocrate, "que ton aliment soit ton médicament et que ton médicament soit ton aliment". Ce que vous mangez a un impact direct sur votre énergie et votre bien-être. Dans son livre "Food for Life" (1990), la diététicienne et thérapeute nutritionnelle Annemarie Colbin fournit un guide détaillé et complet sur la façon dont la nourriture affecte notre corps et notre esprit. Vous y trouverez peut-être des idées utiles pour prendre soin de vous.

De la même manière, il est également important de prendre soin de soi sur le plan émotionnel. Dans "The Wisdom of Emotions" (2001), les auteurs Daniel Goleman et Dalai Lama expliquent comment nos émotions influencent notre bien-être et comment nous pouvons cultiver une plus grande intelligence émotionnelle. Cet aspect est particulièrement pertinent pour les massothérapeutes, car nous travaillons en étroite collaboration avec les émotions et les énergies de nos clients.

Laissons de côté l'idée que prendre soin de soi est égoïste ou complaisant. Au contraire, cela est essentiel à notre bien-être et à la qualité des soins que nous pouvons offrir aux autres. Comme l'a écrit l'auteure et militante Audre Lorde, "Prendre soin de soi n'est pas de l'indulgence, c'est de l'auto-préservation, et c'est un acte de guerre politique". Dans notre cas, il s'agit sans doute d'un acte d'amour : amour pour nous-mêmes, amour pour nos clients et amour pour notre art.

Enfin, il y a l'idée de la durabilité de notre pratique. Comment pouvons-nous nous assurer que notre pratique du massage balinais ne nous satisfait pas seulement, mais qu'elle est aussi quelque chose que nous pouvons maintenir au fil du temps ? Je vous promets que ce n'est pas aussi intimidant que cela en a l'air, et dans la prochaine section, nous explorerons des moyens pratiques et concrets d'y parvenir. Êtes-vous prêt à relever le défi, prêt à vous lancer dans cette nouvelle phase de votre voyage dans le massage ?

Comme nous l'avons vu, les soins personnels et la durabilité dans la pratique du massage balinais ne sont pas seulement souhaitables, mais essentiels. Nous avons déjà parlé de l'importance d'être conscient de nos rythmes naturels, de la nutrition et des soins émotionnels. Mais il y a d'autres aspects à prendre en compte.

L'exercice régulier et la méditation, par exemple, sont des pratiques de soins personnels qui peuvent améliorer à la fois votre bien-être physique et votre concentration mentale. En outre, il est essentiel de maintenir un environnement de travail sain et ergonomique. Cela peut signifier investir dans une bonne table de massage ou faire des pauses fréquentes pour s'étirer et se déplacer.

Pour assurer la pérennité de votre pratique, il peut être utile de fixer des limites claires avec vos clients et d'apprendre à dire "non" lorsque c'est nécessaire. Il peut également être utile de rechercher le soutien d'autres praticiens de massage, que ce soit par le biais de groupes de soutien, d'une supervision ou d'un échange de massages.

La psychologue et auteure Brené Brown, dans son livre "The Gifts of Imperfection" (2010), nous rappelle : "L'auto-compassion est essentielle car lorsque nous sommes capables d'être gentils et aimants envers nous-mêmes au milieu de la honte et du dégoût de soi, nous sommes mieux à même de tendre la main aux autres dans leur propre expérience douloureuse". C'est une leçon que tous les praticiens du massage balinais feraient bien de retenir.

Ce chapitre est rempli de réflexions et de conseils pratiques sur les soins personnels et la durabilité dans la pratique du massage balinais. Il s'agit d'outils et de stratégies que vous pouvez commencer à mettre en œuvre dès aujourd'hui pour mieux prendre soin de vous et garantir la viabilité de votre pratique à long terme.

Cependant, ne vous sentez pas dépassé si cela vous semble beaucoup. Comme en toute chose, les petits pas mènent aux grands changements. Et n'oubliez pas : il s'agit de votre voyage et vous pouvez avancer à votre propre rythme. Alors que vous vous engagez sur la voie de l'autonomie et de la durabilité, je vous souhaite paix, santé et bonheur.

C'est un voyage passionnant que nous faisons ensemble ! Mais cela ne s'arrête pas là, au contraire, ce n'est que le début. Le prochain chapitre vous emmènera vers de nouvelles profondeurs et de nouveaux sommets, alors que nous explorerons comment transmettre ces connaissances en enseignant le massage balinais à d'autres personnes. Imaginez l'impact que vous pouvez avoir, en apportant cette merveilleuse pratique à beaucoup plus de gens ! Êtes-vous prêt à relever ce défi ? Prêt à faire un nouveau pas dans votre voyage en tant que masseur ? Je vous promets que de grandes récompenses vous attendent - rendez-vous au prochain chapitre !

Chapitre 21 : Transmettre le savoir : enseigner le massage balinais.

La maîtrise d'une compétence n'est pas seulement un voyage vers la compétence personnelle, mais aussi un voyage vers la capacité de partager cette compétence avec d'autres. Lorsque vous atteignez ce stade, vous vous posez une question essentielle : "Comment puis-je transmettre ce savoir ? Il n'y a pas de plus grand don que celui de l'enseignement et, dans ce chapitre, nous verrons comment vous pouvez commencer à enseigner le massage balinais.

Transmettre des connaissances, en particulier sur une pratique aussi sacrée et ancienne que le massage balinais, ne consiste pas simplement à transmettre des techniques. Il s'agit d'une transmission de sagesse, d'expérience, d'essence. Il s'agit, comme le disait le professeur de yoga et auteur T.K.V. Desikachar dans son livre "The Heart of Yoga" (1995), de "faire de chaque élève son propre professeur". Alors comment y parvenir, comment transmettre l'art du massage balinais d'une manière qui soit réellement résonnante et transformatrice pour l'élève ?

Commençons par un point essentiel : l'enseignement du massage balinais n'est pas seulement une extension de votre pratique, c'est une évolution de celle-ci. Vous souvenez-vous du chapitre 2 qui parlait du "voyage intérieur" ? Eh bien, l'enseignement est un approfondissement de ce voyage. C'est une invitation à examiner votre pratique sous de nouvelles perspectives, à vous confronter à vos propres forces et faiblesses et à évoluer avec vos élèves.

En outre, la transmission du savoir nécessite une relation profonde et authentique avec vos élèves. Comme l'a dit le grand professeur et philosophe chinois Confucius, "Le professeur qui essaie d'enseigner sans inspirer à l'élève le désir d'apprendre martèle sur du fer froid" (Analectes, Ve siècle av. J.-C.). Cette inspiration vient de l'authenticité, de la démonstration de votre passion pour le massage balinais, de la mise en pratique des principes que vous enseignez et de votre souci sincère de l'épanouissement et du bien-être de vos élèves.

Maintenant, vous vous demandez peut-être comment vous pouvez forger ce genre de relation, comment vous pouvez inspirer vos élèves à aimer le massage balinais autant que vous ? Eh bien, mon ami, je suis heureux que vous posiez la question. Comme le disait le célèbre auteur et conférencier Simon Sinek dans son discours TED de 2009, "les gens n'achètent pas ce que vous faites, ils achètent la raison pour laquelle vous le faites". L'enseignement est autant un art qu'une science, et bien qu'il n'y ait pas de "bonne" façon de procéder, certains principes et stratégies peuvent vous aider dans votre cheminement. Et ne vous inquiétez pas, nous serons ensemble à chaque étape du chemin. Êtes-vous prêt à vous lancer dans cette nouvelle étape de votre voyage ?

Une fois que vous avez compris pourquoi vous voulez enseigner, il est temps de vous concentrer sur la manière de le faire. Un élément essentiel de l'enseignement est une communication efficace. Non seulement vous devez connaître votre matière, mais vous devez aussi être capable de la présenter d'une manière compréhensible et accessible à vos étudiants.

Dans son ouvrage "Educational Psychology : Developing Learners" (2008), Jeanne Ellis Ormrod, experte en pédagogie, souligne l'importance de connaître ses élèves et d'adapter ses méthodes d'enseignement à leurs besoins individuels. Chaque élève a son propre style et son propre rythme d'apprentissage. Certains apprennent mieux par la démonstration et la pratique, tandis que d'autres tirent davantage profit d'explications verbales ou de la lecture. Vous devez être prêt à faire preuve de souplesse et à explorer différentes approches.

Et n'oubliez pas, comme indiqué au chapitre 4, "Techniques fondamentales : les outils du massage balinais", que les techniques sont essentielles, mais qu'elles ne sont qu'une partie de l'ensemble. L'essence du massage balinais réside dans sa philosophie et ses principes sous-jacents. Lorsque vous enseignez, ne vous concentrez pas uniquement sur l'exécution physique des techniques, mais également sur le lien entre l'esprit, le corps et l'âme. Aidez vos élèves à comprendre et à expérimenter cette intégration. N'oubliez pas que l'enseignement du massage balinais est autant une transmission de techniques qu'une transmission de philosophie de vie.

Nous ne devons pas non plus oublier le rôle crucial de la patience et de la compréhension dans le processus d'enseignement. Tous les jours ne seront pas faciles. Il y aura des frustrations et des défis. Mais comme le dit l'écrivain et professeur de méditation Sharon Salzberg dans son livre "Real Happiness" (2010), "la patience n'est pas une résistance passive. C'est être prêt à rester en place et à vivre pleinement la situation". Dans les moments difficiles, rappelez-vous pourquoi vous avez commencé ce voyage et gardez votre attention sur l'objectif général.

Pouvez-vous imaginer, pouvez-vous vous imaginer en train de guider vos élèves, de partager votre sagesse et votre expérience, de les regarder grandir et s'épanouir sous votre tutelle ? Parce que je le peux. Et je vous promets que ce sera une expérience incroyablement enrichissante et transformatrice, tant pour vos élèves que pour vous. Mais pour y parvenir, il y a un peu plus de travail à faire, un peu plus de connaissances à explorer. Êtes-vous prêt à creuser plus profondément ?

Prenons un exemple. Imaginez que vous enseignez à un groupe d'étudiants débutants comment effectuer un massage balinais. L'un d'entre eux, que nous appellerons Alex, a des difficultés à coordonner les mouvements fluides et rythmiques qui sont essentiels au massage balinais. Alex a du mal à coordonner les mouvements fluides et rythmés qui sont essentiels au massage balinais. Vous pourriez vous sentir frustré et penser qu'Alex n'est tout simplement pas fait pour cela. Mais rappelez-vous les paroles de Benjamin Bloom, psychologue de l'éducation et auteur de la "Taxonomie des objectifs éducatifs" (1956). Bloom affirmait que tout élève peut apprendre n'importe quoi, s'il dispose du temps et de l'enseignement nécessaires.

Au lieu d'écarter Alex, vous l'approchez et l'observez attentivement. Alex tend-il trop les épaules ? Peut-être ne respire-t-il pas correctement ? En offrant un retour d'information constructif et personnalisé, vous pouvez aider Alex à surmonter ses difficultés et à s'améliorer.

N'oubliez pas qu'enseigner, c'est aussi apprendre. Le célèbre physicien et pédagogue Richard Feynman a dit : "La meilleure façon d'apprendre est d'enseigner". En partageant vos connaissances sur le massage balinais, vous vous obligez à les comprendre plus profondément. Chaque question posée par un élève est une occasion de réfléchir et de consolider vos propres connaissances. En enseignant, vous aidez non seulement vos élèves à progresser, mais vous progressez également vous-même.

Nous avons mentionné au chapitre 18, " Le massage balinais et la science : des preuves du pouvoir de guérison ", que les bienfaits du massage balinais sont étayés par la science. En tant qu'enseignant, vous avez la responsabilité de transmettre ces connaissances à vos élèves. Mais au-delà des faits et des techniques, vous devez aussi leur inculquer le respect et l'appréciation de la tradition et de la culture qui entourent le massage balinais.

Et si vous preniez un moment pour imaginer à quoi ressemblerait votre premier cours ? Que ressentiriez-vous en voyant vos élèves pratiquer les mouvements que vous leur avez enseignés, s'efforçant de comprendre et d'honorer la tradition du massage balinais ? Pouvez-vous visualiser la satisfaction que vous éprouveriez en voyant leurs progrès, sachant que vous avez joué un rôle crucial dans leur cheminement ? Êtes-vous prêt à relever ce défi ? Parce que je suis sûr que vous êtes prêt à le relever. Il y a encore une dernière partie de ce voyage dont nous devons parler, et cette partie consiste à amener le massage balinais au-delà de votre pratique et de votre espace d'enseignement, et dans la communauté. Nous y reviendrons plus en détail dans le prochain chapitre.

À la fin de ce chapitre, permettez-moi de vous rappeler quelque chose d'important. En enseignant, vous poursuivrez une belle tradition vieille de plusieurs milliers d'années, qui facilite la connexion entre les personnes, la relaxation et la guérison. Chaque personne à qui vous enseignerez portera en elle ce savoir, qu'elle pourra partager avec beaucoup d'autres. Tout comme un petit caillou jeté dans un étang crée des ondulations qui se propagent loin de leur point d'impact, vos enseignements auront un effet de résonance dans votre communauté et au-delà. N'est-ce pas une idée passionnante ?

En enseignant le massage balinais, vous contribuez à la continuité et à l'expansion d'une ancienne tradition de guérison. Vous soutenez les gens dans leur cheminement vers un bien-être meilleur et plus équilibré. Et vous partagez la magnifique culture de Bali avec le monde entier. Toute cette expérience vous enrichira en tant que personne et en tant que professionnel, et j'espère que vous y trouverez également une profonde satisfaction personnelle.

Le véritable enseignement n'est pas l'accumulation de connaissances, mais la création de la possibilité pour l'enfant de découvrir par lui-même", a écrit le philosophe Jiddu Krishnamurti dans son livre "Education and the Significance of Life" (1953). En tant que professeur de massage balinais, vous créez la possibilité pour d'autres de découvrir par eux-mêmes le pouvoir de guérison et de relaxation du massage balinais. Vous permettez aux autres d'entrer en contact avec la culture balinaise d'une manière profonde et significative.

Alors, êtes-vous prêt à relever ce défi et à recevoir cette récompense ? Il ne fait aucun doute que vous avez beaucoup à donner et beaucoup à recevoir sur ce chemin. Je vous donne rendez-vous au prochain chapitre, où nous découvrirons comment apporter cette pratique à votre communauté et au-delà, et comment le massage balinais s'adapte et évolue dans le monde moderne. Je vous garantis qu'il s'agira d'une autre partie fascinante de notre voyage. Vous êtes prêts ? Allons-y !

Chapitre 22 : Bali et au-delà : amener la pratique dans votre communauté".

Vous vous demandez peut-être pourquoi nous devrions porter cette pratique au-delà des murs de notre studio ou de notre salle de massage, au-delà de nos propres mains. N'est-il pas suffisant que nous fassions un travail merveilleux avec chaque personne que nous touchons, en aidant à soulager le stress et les tensions, en équilibrant l'énergie et en favorisant la guérison ? N'est-il pas suffisant que nous transmettions ces connaissances à d'autres, comme nous l'avons vu dans le chapitre précédent ?

Oui, parce que chaque personne que vous touchez, chaque personne à qui vous enseignez, a un impact sur sa vie. Non, parce que le potentiel du massage balinais est bien plus grand. Parce que nous avons la possibilité, et je dirais même la responsabilité, d'apporter ces bienfaits à un public plus large, à notre communauté et au-delà.

Ce concept n'est pas nouveau. Dans "Culture of Peace and Conflict Management" (2000), l'auteur Johan Galtung propose l'idée de "paix positive", qui implique non seulement l'absence de conflit violent, mais aussi la présence de justice sociale et de bien-être pour tous. Aujourd'hui, il considère le massage balinais comme un outil permettant de promouvoir cette paix positive, non seulement pour les individus, mais aussi pour les communautés.

Et pourquoi pas ? Dans "Community : The Structure of Belonging" (2008), Peter Block affirme que les communautés sont responsables de leur propre bien-être et que les individus ont un rôle crucial à jouer dans la création de communautés saines et prospères. Alors, comment pouvez-vous, en tant que masseur balinais, jouer votre rôle dans ce travail important ?

Vous pouvez commencer par penser à votre communauté au sens large. Il peut s'agir de votre quartier, de votre ville ou même de votre pays. Mais il peut aussi s'agir de votre communauté en ligne, ce réseau de personnes du monde entier unies par des intérêts communs.

Comment pouvez-vous donc contribuer au bien-être de ces communautés, comment pouvez-vous utiliser vos compétences, vos connaissances, votre passion pour le massage balinais pour avoir un impact au-delà des personnes que vous touchez directement ? Telles sont les questions que nous allons explorer dans ce chapitre.

Chaque communauté est unique, avec ses propres défis et opportunités. Mais certaines stratégies peuvent s'avérer utiles dans de nombreux contextes. Nous commencerons par les approches les plus simples avant de passer à des idées plus innovantes et ambitieuses. Êtes-vous prêt à élargir vos horizons et à apporter le massage balinais à votre communauté et au-delà ? Découvrez-le !

Dans son livre "The Power of Now" (1997), Eckhart Tolle parle de l'art de vivre le moment présent. Que diriez-vous de vivre dans le moment présent, en utilisant le massage balinais comme moyen d'enrichir votre communauté dans l'ici et le maintenant ? Tout comme l'acte de donner et de recevoir un massage nous enracine dans le présent, nous pouvons également l'utiliser comme un moyen de cultiver une plus grande présence et une plus grande connexion dans nos communautés.

Commencez par de petits actes de service. Vous souvenez-vous du chapitre 7 où nous parlions de l'importance du lien émotionnel dans le massage ? Ne serait-il pas merveilleux d'apporter ce lien émotionnel à votre communauté d'une manière plus large ? Pensez à la façon dont le simple fait de donner un massage peut créer un espace sûr pour les gens, leur permettant de s'ouvrir, de se détendre et même de partager leurs craintes et leurs espoirs. Imaginez maintenant que vous puissiez étendre cet espace de sécurité à votre communauté. Comment pouvez-vous le faire ?

L'une des solutions consiste à proposer des séances de massage lors d'événements communautaires. C'est non seulement une façon d'offrir un cadeau tangible à votre communauté, mais aussi un moyen de faire découvrir aux gens les bienfaits du massage balinais. Vous pouvez même proposer des mini-ateliers pour enseigner des techniques simples d'automassage que les gens peuvent emporter chez eux et partager avec leurs proches.

Que diriez-vous d'organiser une "journée du bien-être" dans votre quartier ou votre ville ? Vous pourriez inviter d'autres professionnels de la santé et du bien-être à proposer divers services et conférences. La synergie de ces différentes pratiques peut avoir un effet multiplicateur sur le bien-être de votre communauté.

Une autre idée, qui peut sembler plus ambitieuse à première vue, consiste à s'associer à des organisations locales pour offrir des massages à des groupes qui n'y auraient normalement pas accès. Par exemple, vous pourriez travailler avec un refuge local pour sans-abri, un centre pour les survivants de la violence domestique ou un centre de réadaptation. Dans son livre "Touching : The Human Significance of the Skin" (1986), Ashley Montagu explique comment le toucher peut aider à guérir les traumatismes et le stress. Ne serait-il pas formidable d'utiliser le massage balinais pour apporter un peu de soulagement et de guérison à ces personnes ?

Et, bien sûr, tout cela peut avoir un impact non seulement sur votre communauté locale, mais aussi sur votre communauté en ligne. Imaginez que vous partagiez vos expériences et vos apprentissages sur un blog ou sur les médias sociaux. Vous pouvez inspirer d'autres masseurs balinais du monde entier à faire de même dans leurs propres communautés.

Je sais que cela peut sembler insurmontable. Mais n'oubliez pas que vous n'êtes pas obligé de tout faire en même temps. Même de petits gestes peuvent avoir un impact important. Et vous n'êtes pas seul. Il existe une communauté mondiale de masseurs balinais, chacun contribuant à sa manière à rendre le monde meilleur. Êtes-vous prêt à les rejoindre ? Êtes-vous prêt à apporter le massage balinais à votre communauté et au-delà ? Continuons à creuser pour voir comment vous pouvez y parvenir !

Poursuivons donc ce voyage de découverte et d'expansion. Dans cette section, nous allons voir comment vous pourriez organiser un événement communautaire centré sur le massage balinais. Si vous vous souvenez du chapitre 8, nous avons parlé des rituels balinais et de la dimension spirituelle qu'ils confèrent au massage. Pourriez-vous intégrer certains de ces rituels à votre événement communautaire ? Quelle serait, selon vous, la réaction de votre communauté à cette expérience balinaise authentique ?

Avant d'entrer dans les détails, j'aimerais que vous imaginiez quelque chose. Pensez à votre communauté et à ce que serait le lieu idéal pour un tel événement - envisagez-vous un parc local, une salle de conférence ou peut-être une maison avec un grand jardin ? Imaginez maintenant que vous avez décoré l'endroit dans un style balinais, avec des bambous, des guirlandes de fleurs et peut-être même des statues de divinités balinaises.

Imaginez maintenant les personnes qui arrivent. Certains peuvent sembler un peu incertains, ne sachant pas à quoi s'attendre. D'autres sont peut-être enthousiastes, désireux d'en savoir plus sur le massage balinais, mais tous sont là, prêts à participer à cette expérience unique. Mais ils sont tous là, prêts à participer à cette expérience unique. Sentez-vous l'impatience dans l'air ?

Vous commencerez l'événement par un rituel d'ouverture, une courte méditation et une introduction au massage balinais. Vous pourriez ensuite passer à des démonstrations et à des ateliers pratiques. Vous pourriez même inviter d'autres praticiens de massage balinais à se joindre à vous et à vous aider.

Un tel événement pourrait également être l'occasion de sensibiliser votre communauté à la philosophie du Tri Hita Karana, dont nous avons parlé au chapitre 11. Vous souvenez-vous que cette philosophie balinaise de l'harmonie entre l'homme, la nature et le divin peut s'appliquer au massage ?

Imaginez que vous partagiez ces concepts avec votre communauté et que vous leur montriez comment ils peuvent être appliqués dans leur propre vie.

N'oubliez pas de prévoir des moments de détente et d'amusement. Vous pourriez écouter de la musique traditionnelle balinaise, participer à un cours de yoga en plein air et même déguster des plats balinais. À la fin, vous pouvez clôturer l'événement par un rituel d'action de grâce et une méditation de groupe.

Bien entendu, il ne s'agit là que d'un moyen parmi d'autres d'introduire la pratique du massage balinais au sein de votre communauté. Les possibilités sont vraiment infinies. Comme le mentionne Stephen Covey dans "The 7 Habits of Highly Effective People" (1989), "La clé n'est pas de donner la priorité à ce qui est à l'ordre du jour, mais de donner la priorité à vos priorités". Êtes-vous prêt à faire du massage balinais une priorité dans votre communauté ?

Bien sûr, apporter la pratique du massage balinais à votre communauté comporte des défis. Mais les défis sont là pour être surmontés, ne pensez-vous pas ? Ne vous inquiétez pas si vous rencontrez des résistances ou si les choses ne se déroulent pas exactement comme vous l'aviez prévu au départ. Comme nous l'a rappelé Dale Carnegie dans son ouvrage "Comment gagner des amis et influencer les gens" (1936), "Le succès s'obtient en surmontant les difficultés, pas en les évitant".

Une chose est sûre : en apportant la pratique du massage balinais à votre communauté, vous faites un pas important sur le chemin de la transformation, pour vous et pour les autres. Imaginez les liens que vous pouvez tisser, les vies que vous pouvez toucher et la différence que vous pouvez faire... L'idée ne vous enthousiasme-t-elle pas ?

Nous avons fait ensemble ce voyage d'apprentissage et de découverte du massage balinais, des rituels sacrés aux techniques pratiques, de la beauté de Bali aux moyens d'introduire cette beauté dans votre propre environnement. J'espère maintenant que vous vous sentirez capable de rapporter tout ce que vous avez appris à votre communauté.

Vous êtes maintenant prêt à devenir un phare de l'équilibre et du bien-être, et je suis impatient de voir l'impact que vous aurez. Maintenant, permettez-moi de vous faire part d'une chose : ce voyage ne s'arrête pas là. Dans notre prochain chapitre, nous examinerons la place du massage balinais dans le monde moderne et la manière dont il peut s'adapter et évoluer. Je vous donne rendez-vous au chapitre 23 : "Le massage balinais dans le monde moderne : adaptation et évolution". Êtes-vous prêt à poursuivre avec moi ce voyage fascinant ? N'oubliez pas qu'il ne s'agit pas seulement d'un livre, mais d'un voyage, et que chaque étape vous rapproche de la meilleure version de vous-même.

Chapitre 23 : Le massage balinais dans le monde moderne : adaptation et évolution.

Au fur et à mesure que nous avançons, vous vous demanderez comment une pratique ancienne comme le massage balinais peut s'intégrer dans notre monde moderne. N'est-elle pas contradictoire ?

Si vous avez déjà ressenti la force vibrante d'une ville en plein essor, vous connaissez la réponse. Le pouls de la modernité ne doit pas nécessairement prendre le pas sur le rythme doux et subtil du passé. Comme dans une symphonie, il y a de la place pour différentes notes dans la mélodie de la vie.

En fait, j'ose dire qu'aujourd'hui, plus que jamais, nous avons besoin de pratiques anciennes comme le massage balinais. Dans un monde de plus en plus déconnecté, où les interactions numériques remplacent souvent les interactions humaines, nous avons besoin d'une connexion authentique. La connexion ressentie lorsque nos mains touchent une autre personne avec attention, avec présence. Aujourd'hui, plus que jamais, nous avons besoin de la connexion que le massage balinais peut offrir.

Vous souvenez-vous du chapitre 7 où nous parlions de l'importance de la connexion émotionnelle dans le massage ? Ce besoin de connexion n'a fait que s'intensifier dans notre société moderne, à une époque où la technologie a dépassé nos capacités à rester en contact avec les autres sur le plan émotionnel. Nous vivons à une époque où la technologie a dépassé nos capacités à rester en contact avec les autres sur le plan émotionnel. Avez-vous remarqué que nos interactions quotidiennes ont été réduites à des SMS et des emojis ? Avez-vous déjà ressenti le besoin d'une connexion plus profonde ?

Imaginez maintenant un monde où chacun d'entre nous se sentirait connecté, où les barrières de la déconnexion seraient surmontées par un simple contact humain. Le massage balinais, en honorant l'importance de la connexion humaine, est un outil puissant à cet égard.

Mais comment une tradition ancienne peut-elle coexister avec le monde moderne ? Comment conserver l'essence du massage balinais tout en l'adaptant à notre époque et à notre lieu de vie ?

La réponse, cher lecteur, passe par l'évolution. L'évolution, pas la révolution. Il ne s'agit pas de changer complètement la pratique du massage balinais, mais de l'adapter aux circonstances actuelles. Car, après tout, le massage balinais est une pratique vivante, qui respire et se développe.

Que signifie donc l'adaptation et l'évolution de la pratique du massage balinais ? C'est la question que nous allons aborder dans ce chapitre, alors que nous naviguons ensemble sur le fleuve de la modernité, emportant avec nous le bateau de l'art ancestral du massage balinais.

Comme le disait le poète T.S. Eliot en 1935, "le présent et le passé sont peut-être tous deux présents dans le futur, et le futur contenu dans le passé". Ainsi, la pratique du massage balinais, malgré son ancienneté, a sa place dans notre monde d'aujourd'hui. Plus encore, elle peut s'y épanouir.

Pour comprendre comment cela est possible, il est utile de rappeler Marshall McLuhan, théoricien canadien de la communication. Dans son livre "Understanding Media : The Extensions of Man" (1964), il explique que chaque nouvelle technologie est une extension de nous-mêmes. Ainsi, au lieu de voir la technologie et la tradition en conflit, nous pouvons voir comment la technologie peut amplifier et étendre nos traditions. Et n'est-ce pas ce que nous recherchons en explorant l'adaptation du massage balinais au monde moderne ?

Comment cela s'applique-t-il concrètement ? Prenons le cas des séances virtuelles de massage balinais. Qui aurait pensé, il y a quelques années, que nous pourrions faire l'expérience du massage sans contact physique ? Et n'est-ce pas merveilleux que les personnes qui vivent dans des endroits isolés, ou celles qui ne peuvent pas se déplacer en raison de problèmes de santé, aient désormais accès à cette pratique curative grâce à la technologie ? En proposant des séances virtuelles, la technologie est utilisée comme une extension de nos mains et de nos cœurs, apportant la pratique du massage balinais à un public plus large.

Mais cela ne signifie pas que nous devrions abandonner le contact physique. Pas du tout. Après tout, le massage balinais est ancré dans le pouvoir de guérison du toucher humain. Alors, comment trouver l'équilibre, comment adopter la technologie sans perdre l'essence du massage balinais ?

C'est là que le concept d'"apprentissage mixte" entre en jeu, en combinant l'enseignement en ligne et la pratique en face à face. Il pourrait s'agir d'une solution efficace nous permettant d'adapter et de faire évoluer la pratique du massage balinais dans le monde moderne. Pouvez-vous imaginer un avenir où vous pourrez apprendre les techniques de base du massage balinais en ligne, puis perfectionner vos compétences dans le cadre d'un atelier pratique ?

Le fait que vous lisiez ce livre est déjà un pas dans cette direction. Vous êtes ici, en train d'exploiter la technologie pour en apprendre davantage sur le massage balinais, et cela, cher lecteur, témoigne de l'adaptabilité et de l'évolution de cette pratique ancestrale. Je vous félicite donc d'être un pionnier dans ce voyage, de naviguer avec nous dans les courants changeants du temps. Êtes-vous prêt à explorer davantage ? Allez, je vous promets que le voyage ne fait que commencer.

Prenons donc un exemple plus concret. Imaginez que vous soyez un étudiant en massage balinais vivant dans une ville où il n'y a pas de professeurs disponibles. Autrefois, votre quête de connaissances aurait pu s'arrêter là. Mais dans le monde moderne, la distance n'est plus un obstacle insurmontable. Aujourd'hui, vous pouvez vous inscrire à un cours en ligne, étudier à votre rythme, répéter les leçons si nécessaire et accéder au matériel d'étude depuis n'importe quel endroit disposant d'une connexion internet. Et si vous avez des questions, vous pouvez envoyer un courriel à votre formateur ou discuter du sujet avec d'autres étudiants dans un forum.

Parlons maintenant du coût. Nous savons qu'un enseignement de qualité n'est pas toujours à la portée de toutes les bourses. Mais la formation en ligne peut être plus abordable que les programmes en présentiel. Pourquoi ? Parce que les frais généraux sont moins élevés. Il n'est pas nécessaire de louer une salle de classe, il n'y a pas de frais de déplacement et le matériel d'étude est numérique. De plus, vous pouvez apprendre à votre propre rythme, ce qui signifie que vous n'avez pas besoin d'abandonner votre travail pour étudier.

Cependant, comme je l'ai mentionné précédemment, nous ne pouvons pas abandonner complètement la pratique en face à face. Après tout, nous parlons de massage, une compétence qui nécessite le toucher, la présence et la sensibilité. Que diriez-vous donc d'une approche mixte ? Vous commenceriez par apprendre les bases en ligne, puis vous participeriez à un atelier en personne pour mettre en pratique vos compétences et recevoir un retour d'information en temps réel.

L'adaptation et l'évolution du massage balinais ne s'arrêtent pas au format d'apprentissage. Nous pouvons également voir comment les praticiens de massage balinais du monde entier intègrent de nouvelles techniques et connaissances dans leur pratique. Par exemple, certains masseurs combinent le massage balinais avec d'autres modalités, telles que la réflexologie, le shiatsu et le yoga, créant ainsi une expérience unique et personnalisée pour leurs clients.

En bref, le monde moderne offre des possibilités infinies pour l'évolution du massage balinais. Mais n'oubliez pas, mon ami, qu'en naviguant dans ces eaux changeantes, nous devons rester ancrés dans l'essence de la pratique. Comme l'a dit Albert Einstein, "la mesure de l'intelligence est la capacité à changer". Alors, êtes-vous prêt à changer, à vous adapter, à évoluer ?

Dans ce voyage à travers la mer changeante du massage balinais dans le monde moderne, nous avons exploré comment la pratique a trouvé sa place au cœur de la technologie et de l'innovation. Mais il faut toujours garder à l'esprit que si la manière dont les connaissances sont transmises et reçues peut changer, l'essence du massage balinais reste intacte. Souvenons-nous des mots de T.S. Eliot : "En fin de compte, la fin de toutes nos explorations sera d'arriver à l'endroit d'où nous sommes partis et de le connaître pour la première fois" (Four Quartets, 1943). Dans le cas présent, le lieu est Bali, l'île des dieux, et l'essence est la connexion humaine, la guérison et l'amour.

Des rues animées de New York aux collines tranquilles de Tasmanie, le massage balinais a voyagé, s'est adapté et a prospéré. Il a trouvé des moyens de surmonter les barrières de la distance et du coût grâce à l'apprentissage en ligne. Il s'est mélangé et a fusionné avec d'autres pratiques de massage pour offrir des expériences de guérison uniques. Mais malgré tous ces changements et adaptations, dans chaque mouvement et chaque toucher, on peut sentir l'esprit de Bali.

Ainsi, mon ami, alors que cette belle danse d'adaptation et d'évolution se poursuit, chacun d'entre nous a un rôle à jouer. En tant que praticiens, étudiants ou simples amoureux du massage balinais, notre tâche consiste à préserver l'essence de cette pratique tout en nous adaptant au changement.

Au moment de conclure ce chapitre, permettez-moi de vous donner un petit aperçu de ce qui va suivre. Dans le prochain chapitre, nous aborderons l'une des parties les plus passionnantes de ce voyage : la création de votre propre cabinet de massage balinais. Nous vous guiderons à travers les étapes qui vous permettront de prendre Bali en main et de partager la magie de cette île avec d'autres.

Êtes-vous prêt à faire briller la lumière de Bali dans votre propre pratique ? Êtes-vous prêt à faire de ce voyage le vôtre ? Alors venez, avançons ensemble. Notre voyage n'est pas encore terminé. Nous nous reverrons au prochain chapitre, mes courageux explorateurs.

Chapitre 24 : Bali entre vos mains : créer votre propre pratique

À quoi ces mots vous font-ils penser ? Peut-être vous voyez-vous dans un espace calme, entouré de bougies vacillantes, alors que votre esprit est rempli de la sérénité de Bali ? Ou peut-être ressentez-vous le poids, la responsabilité d'apporter la lumière de Bali aux autres ? Quel que soit votre sentiment, laissez-moi vous dire que vous êtes sur la bonne voie. La création de votre propre pratique de massage balinais n'est pas seulement une question de techniques ou de mouvements, c'est bien plus que cela.

Vous souvenez-vous du chapitre 3 sur le "Massage balinais : une ancienne tradition de guérison" ? Reprenons ce thème. Maintenant que nous avons exploré la théorie, les techniques et les histoires, il est temps de personnaliser votre pratique du massage balinais. Dans ce chapitre, nous vous guiderons dans ce processus. Mais ne pensez pas qu'il s'agira d'un processus simple ou d'un chemin tout tracé. Il s'agira d'un voyage d'introspection, d'expérimentation et, parfois, d'erreurs.

Pourquoi est-ce important ? Permettez-moi de citer Benjamin Franklin : "Dites-moi et j'oublie, enseignez-moi et je me souviens, faites-moi participer et j'apprends" (Poor Richard's Almanack, 1750). Ce chapitre concerne votre participation, votre apprentissage. Il ne suffit pas de connaître les techniques ou l'histoire, il faut la vivre, se l'approprier.

Comment créer votre propre cabinet de massage balinais ? La première question, et la plus importante, est la suivante : pourquoi voulez-vous le faire ? Ce n'est pas une voie pour les âmes sensibles. Elle exige de l'engagement, de la patience et une volonté d'apprendre et d'évoluer. Êtes-vous prêt à relever le défi ? Si vous répondez par l'affirmative, permettez-moi de vous souhaiter la bienvenue dans ce passionnant voyage de transformation.

Vous commencerez par définir votre raison d'être, votre objectif. Voulez-vous apporter un soulagement aux autres ? Cherchez-vous une forme de méditation ? Êtes-vous passionné par la culture balinaise et voulez-vous partager sa beauté ? Peu importe votre réponse, pourvu qu'elle soit sincère et vienne de votre cœur. Votre objectif sera votre guide tout au long de ce voyage, la lumière qui vous guidera dans les moments difficiles.

Enfin, avant de nous lancer dans ce voyage passionnant, je vous invite à vous rappeler ce que nous avons mentionné dans le chapitre 1 intitulé "Bali, l'île des dieux : à la découverte de la magie du lieu". Nous y avons expliqué que la magie de Bali réside dans son peuple, sa culture et son essence. Ainsi, lorsque vous créez votre propre pratique du massage balinais, n'oubliez pas d'emporter cette magie avec vous. Laissez-la imprégner chaque mouvement, chaque toucher, chaque respiration.

C'est ainsi, mon ami, que nous nous lançons dans ce passionnant voyage de la création. Êtes-vous prêt à relever le défi ? Êtes-vous prêt à faire de ce voyage le vôtre ? Si c'est le cas, vas-y et laisse-moi te guider dans un nouveau monde de possibilités.

Dans son livre "The Artist of the Way" (2002), Julia Cameron nous invite à nous ouvrir à l'exploration et à l'expérimentation. Elle nous demande d'être les artistes de notre propre vie, en nous autorisant à expérimenter et à essayer différentes approches jusqu'à ce que nous trouvions celle qui nous convient le mieux. C'est ce que je vous demande de faire dans votre pratique du massage balinais. Permettez-vous d'expérimenter et d'essayer, même si vous n'êtes pas sûr du résultat que vous obtiendrez. Ne vous inquiétez pas, vous n'êtes pas seul dans ce voyage, je serai là pour vous guider à chaque étape.

L'expérimentation est certainement une partie essentielle de la création de votre pratique. Il peut s'agir simplement de modifier l'ordre de vos techniques de massage ou d'introduire de nouveaux éléments dans votre environnement, comme de la musique traditionnelle balinaise ou des parfums spéciaux, mais cela peut aussi impliquer des défis plus importants, comme l'adaptation des techniques balinaises à différents contextes ou groupes de personnes. Mais elle peut aussi impliquer des défis plus importants, comme l'adaptation des techniques balinaises à différents contextes ou groupes de personnes. Êtes-vous prêt à vous lancer dans cette aventure ?

Cependant, il ne faut pas oublier l'importance de la réflexion dans ce processus. La réflexion vous permettra d'évaluer vos expériences et de découvrir ce qui fonctionne et ce qui ne fonctionne pas. La réflexion vous permettra également d'apprendre de vos erreurs. Et croyez-moi, il y aura des erreurs. Mais ne vous inquiétez pas, les erreurs sont simplement des opportunités d'apprentissage déguisées.

Vous souvenez-vous du chapitre 13, "Les erreurs courantes dans la pratique : comment les éviter" ? Dans ce chapitre, nous avons parlé de l'importance d'apprendre de nos erreurs. Ce conseil est toujours d'actualité. Ne vous découragez pas si les choses ne se passent pas comme vous l'aviez prévu. Prenez note de ce qui s'est passé, réfléchissez-y, puis essayez quelque chose de nouveau. Comme l'a dit Thomas A. Edison, "Je n'ai pas échoué. J'ai simplement trouvé 10 000 façons de faire qui ne fonctionnent pas" (entretien avec American Magazine, 1921).

Comme vous pouvez le constater, créer son propre cabinet de massage balinais n'est pas un processus simple. Il faut du courage pour explorer l'inconnu, de l'humilité pour apprendre de ses erreurs et de la patience pour continuer à avancer dans les moments difficiles. Mais laissez-moi vous assurer que le voyage en vaut la peine. Pourquoi ? Parce qu'à la fin de la journée, non seulement vous aurez créé une pratique unique qui reflète votre essence, mais vous aurez aussi grandi en tant que personne. Et c'est là, cher ami, la véritable valeur de ce voyage.

Alors, êtes-vous prêt à aller de l'avant, à explorer, à expérimenter et à grandir ? Si c'est le cas, respirons profondément et donnons-nous la permission d'entrer dans le monde merveilleux de la création. Allez-y, l'aventure vous attend.

Bien sûr, tout ne sera pas facile au cours de ce voyage. Il y aura des défis et des obstacles tout au long du chemin. Mais je veux que tu te souviennes d'une chose importante : chaque défi est une occasion d'apprendre et de grandir. Chaque obstacle est un signe que vous sortez de votre zone de confort, et cela, mon cher ami, est un signe de progrès.

Laissez-moi vous raconter l'histoire de Sari, une de mes anciennes étudiantes. Sari avait un rêve : elle voulait ouvrir son propre studio de massage balinais dans sa ville natale. Mais il y avait un problème : Sari vivait dans une petite ville de Finlande, loin des plages chaudes de Bali.

Au début, Sari était pleine de doutes : comment pourrait-elle transmettre l'essence de Bali dans un endroit aussi différent ? Comment pourrait-elle, elle qui est Finlandaise, faire connaître les massages balinais à sa communauté ? Mais malgré ses doutes, Sari a décidé de relever le défi.

Courageusement, elle a commencé à expérimenter. Elle a transformé une petite pièce de sa maison en sanctuaire balinais, la remplissant de plantes tropicales, de bougies parfumées et de musique traditionnelle balinaise. Elle a également commencé à proposer des ateliers gratuits de massage balinais dans sa communauté afin de faire connaître cette ancienne tradition de guérison.

Vous souvenez-vous du chapitre 21, "Comment transmettre le savoir : enseigner le massage balinais" ? Il s'agissait d'une ressource précieuse pour Sari à l'époque. Inspirée par ce chapitre, elle a développé ses propres techniques d'enseignement, en mettant l'accent sur l'importance de la présence et de la connexion émotionnelle, comme indiqué au chapitre 7, "Au-delà des techniques : La connexion émotionnelle dans le massage".

Au début, ce n'était pas facile. Mais à chaque faux pas, Sari est devenue plus forte. À chaque erreur, elle apprenait quelque chose de nouveau. Grâce à ce processus, Sari a non seulement créé sa pratique de massage balinais, mais elle s'est également transformée.

Aujourd'hui, Sari possède un studio de massage balinais florissant en Finlande. Mais plus encore, Sari a apporté l'essence de Bali dans sa petite ville, touchant la vie de nombreuses personnes grâce au massage balinais.

Peu importe l'ampleur du défi, peu importe si l'obstacle semble impossible, il y a toujours un moyen de le surmonter. Si Sari a pu le faire, vous le pouvez aussi.

Mais permettez-moi de vous donner un conseil : au cours de ce voyage, ne vous comparez pas aux autres. Rappelez-vous que vous êtes en train de créer votre propre pratique du massage balinais, une pratique qui reflète votre essence et vos valeurs. Et cela, mon cher ami, vous êtes le seul à pouvoir le faire.

Alors, êtes-vous prêt à poursuivre l'aventure, à relever les défis et à surmonter les obstacles ? Si c'est le cas, félicitations. Vous êtes sur la bonne voie, celle qui mène à la création de votre propre cabinet de massage balinais. Et croyez-moi, c'est un chemin qui vaut la peine d'être parcouru, plein de croissance, de transformation et, bien sûr, de la magie du massage balinais.

Que diriez-vous d'un récapitulatif ? Dans ce chapitre, nous avons exploré l'importance de créer votre propre pratique de massage balinais, en soulignant la valeur de l'authenticité et de la passion. Nous avons expliqué que chaque défi est en fait une occasion d'apprendre et de grandir. Je vous ai également raconté l'histoire inspirante de Sari, qui montre clairement que, quelle que soit l'ampleur des obstacles, on peut toujours trouver un moyen de les surmonter.

Je vous ai également rappelé que vous n'êtes pas seul dans cette aventure. Comme nous l'avons vu au chapitre 21, "Transmettre le savoir : enseigner le massage balinais", et au chapitre 7, "Au-delà des techniques : La connexion émotionnelle dans le massage", il existe des ressources et des techniques que vous pouvez utiliser pour améliorer votre pratique et partager votre passion pour le massage balinais avec d'autres.

Enfin, je vous ai encouragé à accepter votre singularité et à ne pas vous comparer aux autres. Après tout, vous créez une pratique qui vous ressemble, une pratique que vous seul pouvez créer.

Au moment de clore ce chapitre, je souhaite que vous vous arrêtiez un instant et que vous réfléchissiez au chemin parcouru. Mais je veux aussi que vous regardiez vers l'avenir, car il y a encore tant de choses à explorer au cours de ce voyage transformateur.

Dans notre prochain chapitre, "Réflexions finales : maintenir la tradition vivante", nous parlerons de la manière dont nous pouvons maintenir la tradition du massage balinais vivante dans un monde en constante évolution. Nous verrons comment nous pouvons nous adapter et évoluer sans perdre l'essence de cette ancienne pratique de guérison.

Et je vous promets qu'il s'agira d'une clôture puissante de ce voyage que nous avons entrepris ensemble. Vous aurez l'occasion de réfléchir à tout ce que vous avez appris et, surtout, à la manière dont vous pouvez l'appliquer dans votre vie et dans votre pratique du massage balinais.

Alors, êtes-vous prêts pour cette dernière étape du voyage ? Je sais que vous êtes impatients d'aller de l'avant et de découvrir ce qui vous attend. Et je vous assure que ce sera une expérience enrichissante et gratifiante.

Enfin, je tiens à vous remercier. Merci pour votre curiosité, votre enthousiasme et votre engagement. Merci d'avoir ouvert votre esprit et votre cœur à la merveilleuse tradition du massage balinais. Et merci d'avoir décidé de partager ce cadeau avec le monde.

Alors, mon ami, prêt pour le prochain chapitre ? Je t'y attendrai, les bras et l'esprit ouverts, et nous irons ensemble vers les ultimes réflexions : perpétuer la tradition !

Chapitre 25 : Dernières réflexions : perpétuer la tradition

Vous souvenez-vous quand nous avons commencé ce voyage, dans les premiers chapitres, quand l'île de Bali était un lieu sur une carte et le massage balinais une tradition ancienne à découvrir ? Maintenant, nous voici à la fin de ce voyage, où la carte est devenue une maison dans votre cœur et la tradition ancienne une partie intégrante de votre vie. N'est-ce pas merveilleux comme nous nous sommes transformés ensemble, comme vous avez grandi et appris tout au long du chemin ?

Ce voyage a été bien plus qu'un simple massage balinais. Il s'agit d'un voyage de découverte de soi et de développement personnel. Ce voyage vous a amené à explorer votre propre équilibre intérieur, à vous connecter à votre propre essence et à apprendre à transmettre cette énergie et cet amour à travers vos mains. Mais comment maintenir cette tradition vivante dans un monde en constante évolution ?

Tout d'abord, j'aimerais que vous réfléchissiez à une chose : pourquoi est-il important de maintenir cette tradition en vie ? Pourquoi devrions-nous nous efforcer de transmettre cette ancienne forme de guérison aux générations futures ?

Permettez-moi de vous rappeler que les traditions, telles que le massage balinais, ne sont pas de simples coutumes transmises d'une génération à l'autre. Elles sont l'essence d'une culture, l'âme d'une société et le cœur de son peuple. Elles sont un moyen de maintenir le passé en vie, de se souvenir de nos origines et d'honorer ceux qui nous ont précédés. Dans le cas du massage balinais, ils sont également un puissant outil de guérison et de bien-être.

Mais maintenir une tradition vivante ne signifie pas s'accrocher aveuglément au passé. Comme je l'ai mentionné au chapitre 23, "Le massage balinais dans le monde moderne : adaptation et évolution", les traditions doivent s'adapter et évoluer avec le temps. Elles doivent conserver leur essence, mais aussi être pertinentes pour les gens d'aujourd'hui.

Comme l'a dit le célèbre anthropologue Claude Lévi-Strauss (1955), "la tradition n'est pas le culte de la cendre, mais la conservation du feu". En ce sens, maintenir vivante la tradition du massage balinais ne signifie pas simplement répéter les mêmes techniques et rituels qui sont pratiqués depuis des siècles. Il s'agit de préserver l'esprit de la pratique, son essence d'amour, de respect et de guérison.

Comment y parvenir, comment maintenir vivante la tradition du massage balinais dans un monde en constante évolution ? La réponse à cette question, mon ami, est aussi complexe que simple, et nous amènera à explorer de nouvelles perspectives et à plonger encore plus profondément dans les secrets du massage balinais.

Tout d'abord, je voudrais que vous réfléchissiez à ce que vous avez appris au cours de ce voyage, à toutes les techniques, philosophies et valeurs que nous avons explorées ensemble. Toute cette richesse, toute cette sagesse est maintenant entre vos mains, prête à être partagée avec le monde.

Vous vous souvenez du chapitre 21, "Comment transmettre le savoir : enseigner le massage balinais" ? Nous y avons parlé de l'importance d'enseigner et de partager ce que l'on sait. Lorsque vous transmettez vos connaissances, vous aidez non seulement les autres à progresser et à apprendre, mais vous contribuez également à perpétuer la tradition du massage balinais. Chaque personne à qui vous enseignez devient un autre maillon de la chaîne de transmission de cette ancienne tradition.

Mais ici, je voudrais introduire une idée que nous n'avons peut-être pas assez explorée jusqu'à présent : l'idée que chacun d'entre nous a quelque chose d'unique à apporter à cette tradition. Comme l'a dit la célèbre chorégraphe et danseuse Martha Graham (1943), "il n'y a pas de formule pour la créativité. Ce qu'il faut, c'est de la passion et du courage". En ce sens, maintenir la tradition vivante ne consiste pas seulement à répéter ce que d'autres ont fait avant nous, mais aussi à y ajouter notre touche personnelle, notre passion et notre créativité.

Chacun d'entre nous a une vision unique du monde, des expériences et des connaissances que personne d'autre ne possède. Chacun d'entre nous peut apporter quelque chose de nouveau et de précieux à cette tradition. Peut-être découvrirez-vous une nouvelle technique de massage ou une manière innovante de combiner le massage balinais avec une autre pratique thérapeutique. Vous trouverez peut-être un moyen de rendre la pratique plus accessible aux personnes souffrant de certains problèmes de santé, ou vous serez peut-être en mesure d'introduire le massage balinais dans un nouveau contexte ou une nouvelle culture.

L'essentiel est de garder une attitude ouverte et curieuse, d'être prêt à explorer et à expérimenter. Et n'ayez pas peur de partager vos idées et vos découvertes avec les autres.

Dans le chapitre 22, " Bali et au-delà : transmettre la pratique à votre communauté ", je vous ai encouragé à partager vos compétences et vos connaissances avec votre communauté. C'est encore plus vrai lorsqu'il s'agit de maintenir une tradition en vie. Chaque idée que vous partagez, chaque graine que vous plantez, peut avoir un impact bien au-delà de ce que vous pouvez imaginer. Et chaque fois que vous partagez, vous contribuez à maintenir la tradition du massage balinais en vie.

Alors, mon ami, je t'encourage à devenir non seulement un porteur de cette ancienne tradition, mais aussi un innovateur. Puissiez-vous trouver des moyens d'enrichir et d'étendre cette pratique et de partager vos découvertes avec le monde. Car, après tout, n'est-ce pas là l'une des plus belles façons d'honorer et de perpétuer une tradition ?

Pour illustrer la manière dont vous pouvez innover dans le cadre de cette pratique ancestrale, prenez l'exemple de Rosa, une thérapeute que j'ai rencontrée au cours de mon voyage. Elle a été témoin du pouvoir de guérison du massage balinais dans sa vie et a décidé de l'intégrer dans sa pratique. Mais qu'est-ce qui rend Rosa si spéciale ? Dans sa ville natale, au Mexique, il existe des rituels de guérison traditionnels utilisant des herbes et des fleurs. Rosa a vu un parallèle entre ces pratiques et le massage balinais, et a décidé de combiner les deux pour donner vie à une expérience de guérison unique.

Cette fusion de techniques a donné naissance à un massage qui, en plus des bienfaits physiques et énergétiques du massage balinais, a aussi le pouvoir de guérison des plantes mexicaines. Rosa n'a pas seulement maintenu la tradition du massage balinais en vie, elle l'a enrichie et lui a donné une nouvelle signification dans son contexte. C'est cela l'innovation.

Mais Rosa ne s'est pas arrêtée là, elle a décidé de partager son expérience et ses connaissances. Elle a publié un livre intitulé "From Bali to Mexico : A Journey of Healing" (2022), dans lequel elle raconte son parcours d'apprentissage et d'expérimentation de la fusion des techniques. Avec ce livre, Rosa a non seulement partagé son innovation, mais elle a également invité d'autres personnes à innover, à explorer et à créer leur propre version du massage balinais.

Comme vous pouvez le constater, maintenir la tradition du massage balinais ne signifie pas seulement répéter ce qui a été fait auparavant, mais y apporter sa touche personnelle, et Rosa en est un parfait exemple. Et croyez-moi, il y a tout un univers de possibilités à explorer.

Par exemple, vous pourriez intégrer la pratique du massage balinais à d'autres modalités de bien-être telles que le yoga ou la méditation, explorer son intersection avec les arts tels que la danse ou la musique, ou même l'adapter pour répondre aux besoins de groupes spécifiques, tels que les athlètes, les personnes âgées ou les enfants.

Comme l'a dit l'écrivain et philosophe britannique Aldous Huxley dans son ouvrage "Les portes de la perception" (1954), "Les portes de la perception étaient ouvertes ; et ce qui a été vu était infiniment plus que ce qui avait été anticipé". Je vous encourage donc à ouvrir les portes de votre perception et à explorer ce que vous pouvez apporter à la tradition du massage balinais.

N'oubliez pas que vous n'avez pas besoin d'avoir toutes les réponses ou de savoir exactement à quoi ressemblera votre contribution à cette tradition dès le départ. Il s'agit d'un voyage, d'une exploration, et comme pour le massage balinais lui-même, c'est le processus qui est important, pas la destination. Avec chaque étape que vous franchissez, avec chaque expérience que vous faites, vous contribuez à maintenir cette belle tradition vivante et vibrante.

Ainsi, et conformément à ce que nous avons exploré au chapitre 16 "Transformation personnelle par le massage : histoires vraies", chaque innovation et contribution à la tradition du massage balinais est une histoire personnelle, une expérience unique qui prend les rênes de sa propre transformation.

Et voilà. De l'étreinte chaleureuse de l'île des dieux aux secrets de l'huile de coco et des rituels balinais, en passant par les transformations personnelles apportées par le massage et, enfin, par le maintien de la tradition. Nous vous avons emmené dans ce voyage à travers l'univers du massage balinais, et j'espère que vous avez trouvé dans chaque chapitre quelque chose qui vous inspire, quelque chose qui vous émeut, quelque chose qui vous transforme.

Nous avons voyagé ensemble, main dans la main, en partageant nos expériences et en apprenant. Mais bien que ce livre touche à sa fin, le voyage ne s'arrête pas là. Au contraire, ce n'est que le début. Votre voyage dans le monde du massage balinais ne fait que commencer, et je suis enthousiaste pour vous, pour tout ce qui est à venir, pour tout ce que vous allez explorer et découvrir.

Je tiens à vous remercier du fond du cœur pour votre compagnie au cours de ce voyage. La relation que nous avons tissée est quelque chose que j'apprécie énormément, et ce fut un plaisir d'être votre compagnon de voyage. J'espère que vous avez senti ma présence à vos côtés, comme un ami qui partage avec vous ses expériences et sa sagesse.

Et comme l'a dit Walt Whitman dans son poème "O Me ! O Life !" (1892), "Que la puissante pièce de théâtre se poursuive et que vous puissiez y contribuer par un couplet". Le drame puissant de la vie se poursuit, et vous pouvez y apporter votre contribution. Votre couplet dans l'histoire du massage balinais est sur le point d'être écrit, et j'ai hâte de voir comment il se déroulera.

Mais avant de nous séparer, permettez-moi de vous laisser sur une pensée. Dans le massage balinais, et dans la vie, le véritable art réside dans le présent, dans l'acte d'être pleinement immergé dans ce qui se passe ici et maintenant. Comme nous l'avons vu au chapitre 12, "Le massage balinais en tant que méditation : présence et conscience", la présence est le plus beau cadeau que l'on puisse offrir et recevoir.

Alors, tout au long de votre voyage, je vous encourage à rester présent, à vous engager pleinement dans chaque moment, dans chaque respiration, dans chaque contact. Car c'est dans ces moments de véritable présence, de rencontre avec l'ici et le maintenant, que se trouve la véritable magie.

Enfin, je vous souhaite le meilleur pour votre voyage. Que le chemin que vous empruntez soit illuminé par la beauté de votre présence, la force de votre compassion et la sagesse de votre cœur.

Adieu, mon ami, jusqu'à ce que nos chemins se croisent à nouveau. Et n'oublie pas que tu porteras toujours un morceau de Bali dans tes mains.

Adieu :

Nous en arrivons donc aux adieux, à ce dernier adieu de Bali, mais aussi au début d'un voyage de transformation qui se poursuit. Nous avons beaucoup appris ensemble, n'est-ce pas ? Chaque chapitre, chaque histoire, chaque pratique a été une étape sur ce chemin, une pièce d'un magnifique puzzle qui, une fois assemblé, nous a permis de porter un regard nouveau sur cet art ancien qu'est la guérison.

Nous avons commencé ce voyage en découvrant la magie de Bali, l'île des dieux, nous avons fait un voyage intérieur à la recherche de l'équilibre et du bien-être, nous avons exploré l'ancienne tradition du massage balinais, et nous avons démêlé les techniques fondamentales et l'importance du toucher. Nous apprenons les secrets de l'huile de coco, explorons le lien émotionnel dans les massages et les rituels balinais, et plongeons dans l'importance de la respiration, du silence et de la musique. Nous avons réfléchi à la philosophie du Tri Hita Karana et à la façon dont le massage balinais peut être une méditation en soi.

Nous discutons des erreurs courantes dans la pratique, de la manière de gérer la douleur, de l'équilibrage des chakras et de la transformation personnelle par le massage. Nous nous penchons sur les preuves scientifiques du pouvoir de guérison du massage balinais et de ses bienfaits invisibles. Nous parlons des soins personnels et de la manière de transmettre ces connaissances. Nous voyageons de Bali à votre communauté et réfléchissons à l'évolution du massage balinais dans le monde moderne. Jusqu'à ce que nous arrivions ici, jusqu'à ce que nous maintenions la tradition en vie.

Comme vous pouvez le constater, chaque chapitre a été un pas en avant, un chemin sur lequel vous pouvez maintenant continuer. Ne cessez jamais d'apprendre, de grandir, de chercher. Vous tenez maintenant entre vos mains un grand trésor, mais le véritable voyage ne fait que commencer.

Et n'oubliez pas que vous pouvez trouver de nombreuses autres ressources sur mon site web www.libreriaonlinemax.com. Vous y trouverez des livres et des articles gratuits sur un large éventail de sujets, du développement personnel à la finance, en passant par la technologie et l'innovation, la psychologie et le bien-être. Je vous invite à découvrir mon catalogue complet sur ma page d'auteur Amazon. Cliquez ici pour y accéder.

Cet adieu n'est qu'un adieu, car je sais que nos chemins se croiseront à nouveau. Merci pour votre temps, votre patience, votre ouverture. Continuez à prendre soin de vous, continuez à vous développer. Je vous souhaite le meilleur dans votre voyage.

Avec beaucoup d'amour,

Antonio Jaimez.

Une dernière faveur

Chère

J'espère que vous avez apprécié la lecture de mon livre. Je vous remercie d'avoir pris le temps de le lire et j'espère que son contenu vous a été utile. Je vous écris aujourd'hui pour vous faire une demande très importante.

En tant qu'auteur indépendant, les critiques sont extrêmement précieuses pour moi. Non seulement elles m'aident à obtenir un retour d'information précieux sur mon travail, mais elles peuvent également influencer la décision des autres lecteurs d'acheter le livre. Si vous pouviez prendre quelques minutes pour laisser un avis honnête sur Amazon, cela m'aiderait beaucoup.

Encore une fois, je vous remercie d'avoir pris le temps de lire mon livre et d'avoir pris en compte ma demande de critique. Vos commentaires et votre soutien comptent beaucoup pour moi en tant qu'auteur indépendant.

Vous pouvez également trouver d'autres livres sur ce sujet sur ma page d'auteur Amazon.

https://www.amazon.es/~/e/B0C4TS75MD

Vous pouvez également visiter mon site web www.libreriaonlinemax.com où vous trouverez tous les types d'hypnose expliqués en détail, des hypnothérapies, des ressources gratuites et des cours de niveau expert. Vous pouvez également utiliser le code QR suivant :

Je vous prie d'agréer, Madame, Monsieur, l'expression de mes salutations distinguées,

Antonio Jaimez

Printed in France by Amazon
Brétigny-sur-Orge, FR